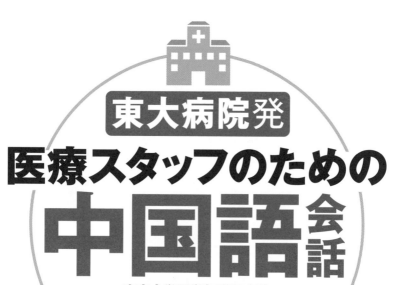

東大病院発
医療スタッフのための
中国語会話

**東京大学医学部附属病院
中国語マニュアル出版プロジェクトチーム**

監訳　　　　　飯塚陽子（東京大学医学部附属病院国際検診センター長）
アドバイザー　東京大学医学部附属病院 英語マニュアル出版プロジェクトチーム

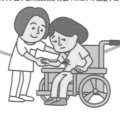

The University of Tokyo Hospital presents "Chinese Conversation for Medical Staff"

無料音声
ダウンロード付

ベレ出版

はじめに

　昨今、日本全国どこの病院でも外国人の患者さんが来院されていることと思います。

　その時、「外国人の患者さんの対応はできれば避けたい」「誰か代わりに対応してほしい」と、ほとんどの皆さんが感じられるのではないでしょうか。とはいえ、避けることができない状況にやがて置かれることになり、知っている表現を並べて身振り手振りで説明することになります。日本語ならすぐに終わる説明も時間を要し、非常にストレスのかかることになるかもしれません。

　しかし、それは外国人の患者さんにとっても同じことです。いや、病気である分、もっとつらいに違いありません。言葉のほとんど通じない国に来て、病気になってしまった、どうしたらよいのか、病気だけでも大変ですが言葉も非常にストレスのたまる問題です。

　この本の前身である『東大病院発 医療スタッフのための英会話』は、そのようなお互いの状況の一助となるべく、看護師、薬剤師、臨床検査技師、放射線技師、理学療法士、医療衛生士、窓口事務職員からなる院内多職種による共同のプロジェクトを立ち上げ、各部署で日々行われているシーンを抽出したうえで構成に工夫を加え、平成 28 年（2016 年）に初版の出版に至り、幸いなことに現在まで好評をいただいて版を重ねています。

　その後、インバウンドの発展とともに多くの国々から人々が訪れるようになる中、英語以外の言語に対応してほしいという声を多くいただきましたが、残念ながら新型コロナウイルス感染の拡大に伴い、進めていた企画

3

は一時休止せざるを得ませんでした。

　そしてようやく、パンデミック下の２年間を経て、トンネルの先に光が見え始めた今日、まだ、完全な収束には至りませんが、これからの未来を見据えて中国語版を出版させていただくことになりました。

　英語版で培った、多職種による共同のプロジェクトによる、わかりやすく多彩な内容を受け継ぎ、中国語訳を株式会社インターグループに、そして中国語監訳を東京大学医学部附属病院国際検診センター長の飯塚陽子先生にお願いし、完成度の高いものになっています。

　英語版に続き、皆さんと外国人の患者さんとの接点で生じる様々な悩みを解決できれば、これほどうれしいことはありません。

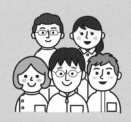

中国語マニュアル出版
プロジェクトチーム

東大病院発　医療スタッフのための中国語会話

contents

第 **1** 章 ┃ 地震・火災時にも使える
緊急対応時の必須フレーズ

第 **2** 章 ┃ 伝わることが実感できる
全職種対応・厳選フレーズ

第**3**章　すぐ使いたいフレーズが満載
職種別シーンマニュアル

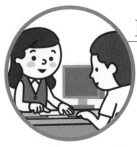

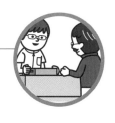

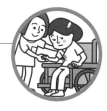

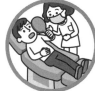
第4章 | 話せなくても理解しあえる
指さしイラスト

この本の構成

この本は、次の全4章で構成されています。

第1章	地震・火災時にも使える　**緊急対応時の必須フレーズ**

災害が発生した際、すべての患者さんを正しく誘導することが求められます。ここでのフレーズを習得することで、有事の際に混乱せず落ちついて対応できるようにしました。

第2章	伝わることが実感できる　**全職種対応・厳選フレーズ**

ここでは病院内で使用する頻度の高いフレーズを列挙し、そのフレーズ内の単語を入れ替えることでコミュニケーションがとれるようにしました。

第3章	すぐ使いたいフレーズが満載　**職種別シーンマニュアル**

ここでは職種ごとに頻度の高いシーンを、実際の東大病院の内容・説明手順に基づき掲載することで、皆さんの日々の業務に活用できるようにしました。

第4章	話せなくても理解しあえる　**指さしイラスト**

外国人の患者さんとうまくコミュニケーションがとれない時、イラストを利用することでスムーズに対応できることがあります。ここでは言葉が話せなくても患者さん・職員が互いにイラストを指さしすることでコミュニケーションをとれるようにしました。

※第4章「指さしイラスト」（p.212 ～ p.233）を、「ベレ出版」ホームページ内、『東大病院発 医療スタッフのための中国語』の詳細ページより、PDF 形式でダウンロードできます。

　ベレ出版ホームページより付属音声を無料でダウンロードできます。
（MP3 ファイル形式）

1. パソコンのウェブブラウザを立ち上げて「ベレ出版」ホームページ
　　（www.beret.co.jp）にアクセスします。

2. 「ベレ出版」ホームページ内の検索欄から、『東大病院発 医療スタッフ
　　のための中国語会話』の詳細ページへ。

3. 「音声ダウンロード」をクリック。

4. 8 ケタのダウンロードコードを入力しダウンロードを開始します。
　　ダウンロードコード H7XVTFjW

5. パソコンや MP3 音声対応のプレーヤーに転送して、再生します。

お願いと注意点について

・デジタル・オーディオ、スマートフォンへの転送・再生方法など詳しい
　操作方法については小社では対応しておりません。製品付属の取り扱
　い説明書、もしくは製造元へお問い合わせください。

・音声は本書籍をお買い上げくださった方へのサービスとして無料でご
　提供させていただいております。様々な理由により、やむを得なくサー
　ビスを終了することがありますことをご了承ください。

📢 この本の音声について ─────────────────────────── 📢 file・00 →△△

　本書に付属している音声は、file・01 から file・43 までが、【練習用のゆっくりバージョン】
（日本語→中国語／中国語のみ）、そして file・44 から file・86 までは、やや速度を上げた、
【聞き流し・耳慣らし用のバージョン】（中国語のみ）です。

第1章

地震・火災時にも使える
緊急対応時の
必須フレーズ

ここでは特に緊急を要する状況で
発するフレーズを掲載しています。
　フレーズの多くは緊急時だけでは
なく、様々な場面で使用できる内容
ですので、すぐに発話できるように
何度も練習してみましょう。

1… 倒れている・状態の悪い 患者さんに声を掛ける

☐ どうしましたか？

nín zěnme le ?
您 怎么 了？
ニン　ゼンマ　ラ?

☐ 聞こえますか？

nín néng tīngdào ma ?
您 能 听到 吗？
ニン　ノン　ティンダオ　マ?

☐ 起きてください！

qǐng qǐlái ！
请 起来！
チン　チーライ!

▶横になってください。：请 躺下。チン タンシア。

qǐng tǎngxià .

☐ 歩けますか？

néng zǒulù ma ?
能 走路 吗？
ノン　ゾウルー　マ?

▶見える：看见
kànjiàn
カンジェン

感じる：感觉到
gǎnjuédào
ガンジュエダオ

☐ お名前は何ですか？

qǐng gàosu wǒ nín de xìngmíng .
请 告诉 我 您 的 姓名。
チン　ガオス　ウオ　ニン　ダ　シンミン。

▶年齢 生年月日：年龄 出生 年月日
niánlíng chūshēng niányuèrì
ニェンリン　チュウション　ニェンユエルイ

☐ ご家族に連絡します。

wǒ huì liánxì nín de jiārén .
我 会 联系 您 的 家人。
ウオ　ホイ　リエンシー　ニン　ダ　ジアーレン。

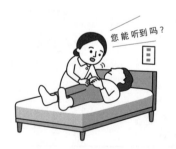

您 能 听到 吗？

緊急対応　🔊 file・02 →45

2…災害時に患者さんを誘導する 🏃

基本

□ 離れてください！

qǐng líkāi !
请 离开！
チン リーカイ!

□ こちらに来てください。

qǐng dào zhèlǐ lái 。
请 到 这里 来。
チン ダオ ジョアリー ライ。

□ 私についてきてください。

qǐng gēn wǒ lái .
请 跟 我 来。
チン ゲン ウオ ライ。

□ スタッフの誘導に
従ってください。

qǐng tīngcóng gōngzuò rényuán de yǐndǎo .
请 听从 工作 人员 的 引导。
チン ティンツォン ゴンズオレンユエン ダ インダオ。

地震

□ 先ほど太平洋で震度5
の地震が発生しました。

gāngcái zài Tàipíngyáng shàng fāshēngle
刚才 在 太平洋 上 发生了
wǔ jí dìzhèn .
5 级 地震。
ガンツァイ ザイ タイピンヤン シャン ファーション ラ ウー
ジー ディジェン。
▶5強　5弱：5强 5弱
　　　　　　wǔqiáng wǔruò
　　　　　　ウーチャン ウールオ

□ この建物は安全です。

zhè ge jiànzhù shì ānquán de .
这个 建筑 是 安全 的。
ジョア ガ ジエンヂュー シー アンチュエン ダ。
▶危険：危险
　　　　wēixiǎn
　　　　ウェイシエン

□ 落下物に注意してください。

qǐng dāngxīn wùpǐn diàoluò .
请 当心 物品 掉落。
チン ダンシン ウーピン ディアオルオ。
▶割れたもの：破碎 的 物品
　　　　　　　pòsuì de wùpǐn
　　　　　　　ポースイ ダ ウーピン

☐ 窓から離れてください。

qǐng yuǎnlí chuānghu.
请 远离 窗户。
チン ユエンリー チュアンフゥ。

▶扉：门 mén メン

☐ [トリアージに際して] 緑色の
エリアに行ってください。

qǐng dào lǜsè qūyù.
请 到 绿色 区域。
チン ダオ リュスア チュイユイ

▶赤：红色 hóngsè
ホンスア

黄：黄色 huángsè
フゥアンスア

☐ ここで待機してください。

qǐng zài zhèlǐ děnghòu.
请 在 这里 等候。
チン ザイ ジョアリー ドンホウ。

☐ ここで休むことができます。

zhèlǐ kěyǐ xiūxi.
这里 可以 休息。
ジョアリー カーイー シゥシ。

☐ 水や食料を無料でお配り
します。

wǒmen huì miǎnfèi tígōng shuǐ hé
我们 会 免费 提供 水 和
shíwù.
食物。
ウオメン ホイ ミェンフェイ ティーゴン シュイ ホァ
シーウー。

☐ カーテンやブラインドは開け
ないでください。

qǐng búyào dǎkāi chuānglián huò
请 不要 打开 窗帘 或
bǎiyèchuāng.
百叶窗。
チン ブーヤオ ダーカイ チュアンリェン フオ
バイイエチュアン。

☐ 公共交通機関は止まっています。

xiànzài gōnggòng jiāotōng tíngzhǐ
现在 公共 交通 停止
yùnyíng le.
运营 了。
シェンザイ ゴンゴン ジャオトン ティンジー ユンイン ラ。

☐ 公共交通機関は再開しました。

gōnggòng jiāotōng chóngxīn kāishǐ
公共 交通 重新 开始
yùnyíng le.
运营 了。
ゴンゴン ジャオトン チョンシン カイシー ユンイン ラ。

▶電力供給：电力 供给 diànlì gōngjǐ
ディエンリー ゴンジー

14

火事

□ ただ今当館9階で非常ベル
が鳴りました。

gāngcái běn dàlóu jiǔ lóu xiǎngqǐ le
刚才 本 大楼 9楼 响起 了
jǐng bào .
警报。

ガンツァイ ベン ダーロウ ジゥ ロウ シァンチー ラ
ジンバオ。

□ 火災が発生しました。

fāshēng huǒzāi le .
发生 火灾 了。

ファーション フオザイ ラ。

□ ここから移動します。

wǒmen cóng zhèlǐ zǒu .
我们 从 这里 走。

ウオメン ツォン ジョアリー ゾウ。

□ 貴重品のみお持ちください。

qǐng zhǐ dàishàng guìzhòng wùpǐn .
请 只 带上 贵重 物品。

チン ジー ダイシャン グイジョン ウーピン。

□ 落ちついてください。

qǐng búyào huāngzhāng .
请 不要 慌张 。

チン ブーヤオ ホアンジャン。

□ 戻らないでください。

qǐng búyào wǎnghuí zǒu .
请 不要 往回 走。

チン ブーヤオ ワンホイ ゾウ。

□ 走らないでください。

qǐng búyào pǎo .
请 不要 跑。

チン ブーヤオ パオ。

□ 押さないでください。

qǐng búyào tuījǐ .
请 不要 推挤。

チン ブーヤオ トゥイジー。

□ 煙を吸わないでください。

qǐng búyào xīyān .
请 不要 吸烟。

チン ブーヤオ シーイェン。

□ 現在調査中です。

xiànzài zhèngzài diàochá .
现在 正在 调查。

シェンザイ ジェンザイ ディアオチャア。

□ 非常ベルは誤作動でした。

jǐngbào xìtǒng wù bàojǐng le .
警报 系统 误 报警 了。

ジンバオ シートン ウー バオジン ラ。

日本では地震の大きさを「気象庁震度階級」を用いて、"震度3"や"震度5弱"というように10段階で表します。この「震度」は、ある地震が起きた時の"私たちが生活している場所での揺れ"の強さを表し、日本人の患者さんには、震度で地震の大きさをお知らせすることはとても有効です。しかしながら、外国人の患者さんにとっては、日本の震度階級が馴染みの薄いものである可能性があることを覚えておきましょう。（※日本滞在歴の長い患者さんは例外です。）

それならば外国人の患者さんに「マグニチュード」でお知らせしては?と思われるかもしれませんが、マグニチュードは、"地震そのものの規模（大きさ）"を表しており、おそらく地震発生時に患者さんが確認したい「この建物が耐えうる揺れなのか」「電車が止まるような揺れなのか」といった質問にマグニチュードで回答しても、なかなかご安心いただけないでしょう。

緊急時にはシンプルに「強（強い）/ 弱（弱い）」を用いて地震の大きさを伝えることが有効です。

例： 发 生 了 强 烈 的 地 震 ， 但 这 栋 楼 很 安 全 。

（強い地震が太平洋で発生しましたが、この建物は安全です。）

日本人にとっては「よく起こる」地震も、外国人患者さんの出身国によっては、「一生に一度」程度の頻度かもしれません。災害情報は、日本人・外国人を問わず、すべての人に正確で迅速に伝えられる必要があります。この章で取り上げたフレーズを日頃から音読し、「その時」に備えた準備を進めましょう。

第2章

伝わることが実感できる
全職種対応・
厳選フレーズ

ここでは使用頻度の高い重要な表現を厳選し、基本的な表現とともにこれらを暗記することで、単語を入れ替えるだけでコミュニケーションをとれるようにしています。

1…患者さんと話す ——————— ✚

① 基本的なあいさつ

☐ はじめまして。

chūcì jiànmiàn ， qǐng duō guānzhào .
初次 见面，请 多 关照。
チュウツー ジェンミェン，チン ドゥオ グァンジャオ。

☐ おはようございます。

zǎoshàng hǎo .
早上 好。
ザオシャン ハオ。

☐ こんにちは。

nín hǎo .
您 好。
ニン ハオ。

☐ こんばんは。

wǎnshàng hǎo .
晚上 好。
ワンシャン ハオ。

☐ お大事になさってください。

qǐng bǎozhòng shēntǐ .
请 保重 身体。
チン バオジョン シェンティー。

┌─ コラム 2 ─ お声がけとアイコンタクト！ ─ ─ ─ ─ ─

　表情がわかりづらいこと、口元が読めないこと、声が明瞭に聞こえないことは、患者さんへ不安感を必要以上に与えてしまいます。アイコンタクトをとりながら声掛けをすることは、とても大切です。

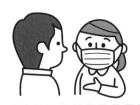

② 自己紹介する

☐ 私は看護師の伊藤です。

wǒ shì hùshi Yīténg .
我 是 护士 伊藤。
ウオ シー フゥシ イートン。

▶ 薬剤師：药剂师
　　　　　yàojìshī
　　　　　ヤオジーシー

　療法士：理疗师
　　　　　lǐliáoshī
　　　　　リーリァオシー

☐ 今日は私が担当します。

jīntiān yóu wǒ lái dāndāng .
今天 由 我 来 担当。
ジン ティェン ヨウ ウオ ライ ダンダン。

☐ 何とお呼びすれば良いですか?

zěnme chēnghu nín bǐjiào hǎo ?
怎么 称呼 您 比较 好?
ゼンマ チョンフゥ ニン ビージャオ ハオ?

--- コラム 3　呼び名を尋ねてみましょう ---

患者さんとの間に、安心してコミュニケーションできる関係を築くことはとても重要です。自己紹介をした後に、次のような表現で、患者さんがあなたに何と呼ばれたいかを尋ねてみましょう。

wǒ shì hùshi Yīténg　wǒ yìng gāi zěn me chēng hū nǐ ne
我 是 护士 伊藤。我 应该 怎么 称 呼你呢?
(私は看護師の伊藤です。あなたのことは何とお呼びしたらよろしいですか?)

wǒ xìng Wáng　qǐng jiào wǒ Xiǎowáng
我 姓 王，请 叫 我 小王。
(私は王です。王と呼んでください)

míng bái le .
明白了。
(わかりました。)

③ 入退室時のあいさつ

☐ (入室時) の「失礼します」
に近い表現

打扰 了。
<small>dǎrǎo le .</small>
ダーラオ ラ。

☐ (退室時) の「失礼しました」
に近い表現

再见。
<small>zài jiàn .</small>
ザイ ジェン。

④ あいづちを打つ

☐ わかりました。

好的。
<small>hǎo de .</small>
ハオダ。

☐ わかりません。

我 不 明白。
<small>wǒ bù míngbai.</small>
ウオ ブー ミンバイ。

☐ それは大変でしたね。

难为 您 了。
<small>nánwei nín le .</small>
ナンウェイ ニン ラ。

⑤ 聞き直す

☐ [一度聞いて理解できなかった時に]
もう一度おっしゃっていただ
けますか?

您 能 再 说 一 遍 吗?
<small>nín néng zài shuō yí biàn ma ?</small>
ニン ノン ザイ シュオ イー ビェン マ?

□ もう少し、ゆっくり話して
　　ください。

qǐng zài shāowēi shuō màn yìdiǎn .
请 再 稍微 说 慢 一点。
チン ザイ シャオウェイ シュオ マン イーディエン。

⑥ 交代する

□ 別の職員を呼んできます。

wǒ jiào bié de gōngzuò rényuán guòlái .
我 叫 别 的 工作 人员 过来。
ウオ ジャオ ビエ ダ ゴンズオ レンユェン グオライ。

コラム4　自分では答えられないこと・わからないことについて尋ねられたら

　例えば患者さんから、検査結果や治療方針について質問されたとします。しかしあなたは担当ではないため、それらの質問に答えることはできないとしましょう。その時に、「よかれと思って」「断るのは申し訳ないので、自分でわかるところまで答える」というような気持ちで、さらに、明瞭ではない英語を用いて説明してしまうと、事態をむしろ混乱へと導いてしまいます。

　そのままにしておくのは気の毒なので、コミュニケーションが曖昧で不明確ではあるが、自分でなんとか対応しようと試みた。しかしそれが結果として、相手の時間を奪ってしまい、対応も間違ったものであった場合には、とても大きなフラストレーションを患者さんに与えてしまいます。

　「断ること」は悪いことではありません。「**自分ではわからないことを、相手に伝える。**」「**自分は判断できる立場にないことを、相手に伝える。**」ということが、外国人の患者さんとのコミュニケーションではとても大切なのです。

~して申し訳ありません / ~してありがとうございます。

fēicháng bàoqiàn ~   xièxie nín ~
非常 抱歉 ~ / 谢谢 您 ~ フェイチャン バオチェン / シエシエ ニン

☐ お待たせして申し訳あり
ません。

duìbuqǐ ， ràng nín jiǔ děng le .
对不起，让 您 久 等 了。
ドゥイブチー, ラン ニン ジゥドン ラ 。

あちらです。［手でジェスチャーしながら指し示す］

zài nàbiān .
在 那边。 ザイ ナービェン。

☐ トイレはどこですか？

xǐshǒujiān zài nǎlǐ ？
洗手间 在 哪里？
シーショウジェン ザイ ナーリー？

⇒あちらです。

zài nàbiān .
⇒在 那边。
ザイ ナービェン。

☐ 入院病棟はどこですか？

zhùyuàn bìngfáng zài nǎlǐ ？
住院 病房 在 哪里？
ジュウユェン ビンファン ザイ ナーリー？

⇒あちらです。

zài nàbiān .
⇒在 那边。
ザイ ナービェン。

☐ 診察室はどこですか？

ménzhěnshì zài nǎlǐ ？
门诊室 在 哪里？
メンジェンシー ザイ ナーリー？

⇒あちらです。

zài nàbiān .
⇒在 那边。
ザイ ナービェン。

⑨ 目的地を伝える

～ 階です。（～ 階にあります）。

zài　lóu .
在～楼。 ザイ～ロウ。

☐ 検査室はどこですか?

jiǎncháshì zài　nǎlǐ ?
检查室 在 哪里 ?
ジェンチャアシー ザイ ナーリー?

⇒2 階にあります。

zài èr lóu .
⇒在 2 楼。
ザイ アル ロウ。

☐ Ｘ線撮影室はどこですか?

X-guān pāishèshì zài　nǎlǐ ?
Ｘ 光 拍摄室 在 哪里 ?
エックスグァン バイショアシー ザイ ナーリー?

⇒1 階にあります。

zài yī lóu .
⇒在 1 楼。
ザイ イー ロウ。

2…患者さんに伝える・確認する ✚

① 経験を確認する（～したことがありますか？）

～したことがありますか？
nín guòqù yǒu méiyǒu ?
您 过去 有 没有～？
ニン グオチュイ ヨウ メイヨウ ～?

☐ 以前何か大きな病気や手術を
　したことがありますか？

nín guòqù yǒu méiyǒu huànguò
您 过去 有 没有 患过
dàbìng huò zuòguò shénme shǒushù ?
大病 或 做过 什么 手术？
ニン グオチュイ ヨウ メイヨウ ホァングオ ダービン フオ
ズオグオ シェンマ ショウシュウ?

☐ これまでに狭心症と言われた
　ことはありますか？

guòqù yǒu bèi zhěnduàn wéi
过去 有 被 诊断 为
xīn jiǎotòng ma ?
心绞痛 吗？
グオチュイ ヨウ ベイ ジェンドゥアン ウェイ シン ジアオ トーン マ?

▶ 高血圧症：高血压
　　　　　　gāoxuèyā
　　　　　　ガオシュエヤー

☐ アルコール綿でかぶれたこと
　はありますか？

yǒuguò yīn jiǔjīngmián yǐnqǐ
有过 因 酒精棉 引起
pífū hóngzhǒng de qíngkuàng ma ?
皮肤 红肿 的 情况 吗？
ヨウグオ イン ジゥジンミェン インチー ピーフゥ ホンジョン ダ
チンクァン マ?

☐ 今まで、お薬を使用して具合
　が悪くなったり、アレルギー
　が出たことはありますか？

guòqù yǒuguò yīn fúyào ér yǐnqǐ
过去 有过 因 服药 而 引起
shēntǐ búshì huò chǎnshēng guòmǐn de
身体 不适 或 产生 过敏 的
qíngkuàng ma ?
情况 吗？
グオチュイ ヨウグオ イン フゥヤオ アル インチー シェンティー
ブーシー フオ チャンション グオミン ダ チンクァン マ?

② アレルギーを確認する

〜にアレルギーはありますか？
nín duì guòmǐn ma ?
您 对 〜 过敏 吗？ ニン ドゥイ 〜 グオミン マ？

☐ 食べ物やラテックスのアレルギーはありますか？

duì shíwù huò rǔjiāo guòmǐn ma ?
对 食物 或 乳胶 过敏 吗？
ドゥイ シーウー フオ ルゥジャオ グオミン マ？

☐ アルコールアレルギーはありますか？

duì jiǔjīng guòmǐn ma ?
对 酒精 过敏 吗？
ドゥイ ジゥジン グオミン マ？

☐ 造影剤のアレルギーはありませんか？

duì zàoyǐngjì guòmǐn ma ?
对 造影剂 过敏 吗？
ドゥイ ザオインジー グオミン マ？

③ 思っていること・持っているものを確認する

〜はありますか？ / 〜はお持ちですか？
nín yǒu ma ? nín dài le ma ?
您 有 〜 吗？/ 您 带〜了 吗？ ニン ヨウ〜マ？/ニン ダイ〜ラマ？

☐ 何かご質問はありますか？

nín yǒu shénme wèntí ma ?
您 有 什么 问题 吗？
ニン ヨウ シェンマ ウェンティー マ？

☐ ご希望の日時はありますか？

nín yǒu xīwàng de rìqī hé
您 有 希望 的 日期 和
shíjiān ma ?
时间 吗？
ニン ヨウ シーワン ダ ルィチー ホァ シージェン マ？

☐ 食欲はありますか？

nín yǒu shíyù ma ?
您 有 食欲 吗？/
ニン ヨウ シーユィ マ？
nín yǒu wèikǒu ma ?
您 有 胃口 吗？
ニン ヨウ ウェイコウ マ？

□ 紹介状をお持ちですか？

nín dài jièshàoxìn le ma ?
您 带 介绍信 了 吗？

ニン ダイ ジエシャオシン ラ マ？

□ 尿検体をお持ちですか？

nín dài niàoyè yàngběn le ma ?
您 带 尿液 样本 了 吗？

ニン ダイ ニァオイエ ヤンベン ラ マ？

---

④ これからすることを伝える、これからすることの許可を得る

~します。

wǒ xiànzài　　　ràng wǒ lái
我 现在 ～/让 我 来 ～。　ウオ シェンザイ ～／ラン ウオ ライ ～。

□ 足に触ります。

wǒ xiànzài chùmō nín de jiǎo .
我 现在 触摸 您 的 脚。

ウオ シェンザイ チュウモー ニン ダ ジャオ。

□ 検査機器をつけていきます。

wǒ xiànzài wèi nín zhuāngshàng
我 现在 为 您　装上
jiǎnchá qìxiè .
检查 器械。

ウオ シェンザイ ウェイ ニン ジュアンシャン ジェンチァア
チーシエ。

□ 痛み止めの注射をします。

wǒ xiànzài gěi nín dǎ zhǐtòngzhēn .
我 现在 给 您 打 止痛针。

ウオ シェンザイ ゲイ ニン ダー ジートンジェン。

□ ロッカー室に案内します。

wǒ xiànzài dài nín qù gēngyīshì .
我 现在 带 您 去 更衣室。

ウオ シェンザイ ダイ ニン チュイ ゴンイーシー。

□ 血圧を測ります。

ràng wǒ lái cèliáng nín de xuèyā .
让 我 来 测量 您 的 血压。

ラン ウオ ライ ツァリアン ニン ダ シュエヤー。

□ 診察券を見せてください。

qǐng chūshì zhěnliáokǎ .
请 出示 诊疗卡。

チン チュウ シー ジェンリァオカー。

26

3…患者さんに依頼する ➕

---

① 同じような動作をしてもらいたい、同じような資料を用意してもらいたい

この動作をしてください。/ 私について行なってください。/
このように。

qǐng zuò zhège dòngzuò. gēnzhe wǒ zuò. xiàng zhèyàng.

请 做 这个 动作。/ 跟着 我 做。/ 像 这样。

チン ズオ ジョアガ ドンズオ。/ ゲンジョア ウオ ズオ。/ シアン ジョアヤン。

検　査	放射線	受　付

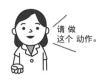

请做
这个 动作。

[親指を中にして握る]

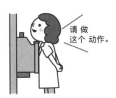

请做
这个 动作。

[装置に胸をつけて立つ]

像 这样。

[この書類と同じ書類を出してもらう]

リハビリテーション

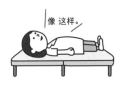

像 这样。

[ベッドに横になる]

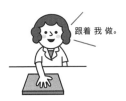

跟着 我 做。

[板の上に手を広げて置く]

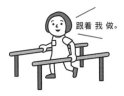

跟着 我 做。

[バーを握って歩く]

27

～してください。
qǐng　　wǒ yào
请～/我要～。 チン ～。/ ウオ ヤオ ～。

□ 少々お待ちください。
qǐng shāo děng .
请 稍 等。
チン シャオ ドン。

□ 現在のご住所を教えて
　ください。
qǐng gàosu wǒ nín xiànzài de zhùzhǐ .
请 告诉我 您 现在 的 住址。
チン ガオス ウオ ニン シェンザイ ダ ジュウジー。

□ 触感の検査をします。
wǒ yào gěi nín zuò chùgǎn jiǎnchá .
我 要 给 您 做 触感 检查。
ウオ ヤオ ゲイ ニン ズオ チュウガン ジェンチャア。

□ 座ってください。
qǐng zuò .
请 坐。
チン ズオ。

～していただけますか?
nín néng　　　?
您 能 ～? ニン ノン ～?

□ あなたのフルネームと生年月
　日を教えていただけますか?
nín néng gàosu wǒ nín de xìngmíng hé
您 能 告诉我 您 的 姓名 和
chūshēng niányuèrì ma ?
出生 年月日 吗?
ニン ノン ガオス ウオ ニン ダ シンミン ホァ チュウション
ニェンユエルィ マ?

□ 明日、支払いに来ていただく
　ことはできますか?
míngtiān nín néng guòlái zhīfù
明天 您 能 过来 支付
fèiyong ma ?
费用 吗?
ミンティェン ニン ノン グオライ ジーフゥ フェイヨン マ?

第3章

すぐ使いたいフレーズが満載
職種別シーン
マニュアル

ここでは職種ごとに頻出のシーン
が会話形式となったマニュアルを用
意しています。ピンインと音声を確
認しながら音読しましょう。その際
は、はっきりと大きな声で発声して
ください。中国語表現としての単語
の意味をイメージしながら行うこと
が大切です。

I 受付事務 1…総合案内窓口
（初診案内・道案内）

　患者さんにとって初めて病院内で職員と接する場が総合案内です。ここでは、受診受付の仕方など、主に院内の様々な問い合わせを受けます。また、院内の案内だけでなく、交通機関の問い合わせなどを受けることもあります。東大病院では外来診療棟と入院棟の各玄関正面に専用ブースを設けて対応しています。

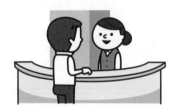

| 場面 | ～ 患者さんが総合案内窓口に訪れました ～

| □事前に予約をしている | □紹介状を持参している | □予約がない場合は受診できないことがある | □トイレを探している | □医師の内線番号を知っている |

| 語彙 |

予約する	yùyuē 预约	ュィユエ
受付	jiēdàichù　guàhàochù 接待处（挂号处）	ジエダイチュウ（グァハオチュウ）
紹介状	jièshàoxìn 介绍信	ジエシャオシン
車椅子	lúnyǐ 轮椅	ルンイー
受診票	guàhàopiào 挂号票	グァハオピャオ
診察券	zhěnliáokǎ 诊疗卡	ジェンリァオカー
呼び出しベル	hūjiàolíng 呼叫铃	フゥジャオリン
外来診療棟	ménzhěn　dàlóu 门诊　大楼	メンジェン ダーロウ
まっすぐ進む	zhízǒu 直走	ジーゾウ
右（左）へ曲がる	xiàng yòu (zuǒ) zhuǎn 向 右（左） 转	シァン ヨウ（ズオ）ジュアン

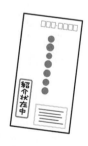

最重要フレーズ

nín zěnme le ?
➕ 您 怎么 了？
ニン ゼンマ ラ？
（どうなさいましたか?）

nín shì dì yī cì zài běnyuàn jiùzhěn ma ?
➕ 您 是 第 一 次 在 本院 就诊 吗？
ニン シー ディーイーツー ザイ ベンユェン ジュウジェン マ？
（当院で受診するのは初めてですか?）

qǐng dào yī hào fúwùtái guàhào .
➕ 请 到 1 号 服务台 挂号。
チン ダオ イーハオ フウゥータイ グァハオ。
（1 番カウンターで受付してください。）

重要ポイント

診療にかかる予約の流れを知らない患者さんに対し、できない可能性を丁寧に説明しましょう。

患者さんへの「共感」を示すフレーズはとても大切です。「できない」ことを伝えなければならない時には、こういったフレーズを挟みましょう。グッと丁寧さが増します。

➕ おっしゃることはわかりますが…

wǒ míngbai nín suǒ shuō de , dànshì ...
我 明白 您 所 说 的，但是…
ウオ ミンバイ ニン スオ シュオ ダ, ダンシー…

➕ 予約がない場合は
受診できないことがあります。

méiyǒu yùyuē de huà , yǒushí wúfǎ jiùzhěn .
没有 预约 的 话，有时 无法 就诊。
メイヨウ ユィユエ ダ ホア, ヨウシー ウーファー ジュウジェン。

➕ 受診する場合、
紹介状と予約が必要です。

jiùzhěn shí xūyào jièshàoxìn hé yùyuē .
就诊 时 需要 介绍信 和 预约。
ジュウジェン シー シュイヤオ ジエシャオシン ホア ユィユエ。

31

初診案内

基本

☐ どうなさいましたか?

nín zěnme le ?
您 怎么 了?

 医師の診察を受けたいのですが。

wǒ xiǎng qù kàn yīshēng .
我 想 去 看 医生。

 どうすればよいですか?

wǒ gāi zěnme zuò ?
我 该 怎么 做?

予約の有無を確認する

☐ 予約はされていますか?

nín yǒu yùyuē ma ?
您 有 预约 吗?

 はい。

yǒu .
有。

受付の流れを説明する

☐ 紹介状をお持ちですか?

nín dài jièshàoxìn le ma ?
您 带 介绍信 了 吗?

 はい。

dài le .
带 了。

☐ 当院で受診するのは初めてですか?

nín shì dì yī cì zài běnyuàn jiùzhěn ma ?
您 是 第 一 次 在 本院 就诊 吗?

 そうです。

shì de .
是 的。

☐ 1番カウンターで受付してください。

qǐng dào yī hào fúwùtái guàhào .
请 到 1 号 服务台 挂号。

☐ 番号札を取ってお待ちください。

qǐng qǔhào děngdài .
请 取号 等待。

 ありがとうございました。

xièxie .
谢谢。

車椅子を案内する

□ 車椅子を用意しましょうか？

wǒ bāng nín zhǔnbèi lúnyǐ ba？
我 帮 您 准备 轮椅 吧？

受診できない可能性を伝える

□ 受診する場合、紹介状と予約が
　 必要です。

jiùzhěn shí xūyào jièshàoxìn hé yùyuē．
就诊 时 需要 介绍信 和 预约。

□ 予約がない場合は受診できない
　 ことがあります。

méiyǒu yùyuē de huà，
没有 预约 的 话，
yǒushí wúfǎ jiùzhěn．
有时 无法 就诊。

🔊 file・07 →50　　　　　　　　　　Date ╱ ╱ ╱ ╱ ╱

道案内

再来受付機を案内する

 再診受付はどこですか？

fùzhěn guàhào zài nǎlǐ？
复诊 挂号 在 哪里？

□ 診察券をご用意ください。

qǐng zhǔnbèi zhěnliáokǎ．
请 准备 诊疗卡。

□ この機械に診察券を入れ、画面
　 に従って手続きしてください。

qǐng jiāng zhěnliáokǎ chārù zhè tái jīqì，
请 将 诊疗卡 插入 这 台 机器，
ànzhào huàmiàn tíshì jìnxíng cāozuò．
按照 画面 提示 进行 操作。

□ 受付が完了すると、受診票や呼
　 び出しベルが出てきます。

guàhào jiéshù hòu，
挂号 结束 后，
huì chūlái guàhàopiào hé hūjiàolíng．
会 出来 挂号票 和 呼叫铃。

□ ２階の待合スペースでお待ちく
　 ださい。

qǐng zài èr lóu děnghòushì děnghòu．
请 在 2 楼 等候室 等候。

どこで採血してもらえますか?

zài nǎlǐ chōuxuè?
在 哪里 抽血?

☐ 2階の23番カウンターです。

zài èr lóu de èrshisān hào fúwùtái.
在 2楼 的 23 号 服务台。

☐ このエスカレーターで2階に上がり、右に行ってください。右側にあります。

qǐng chéngzuò zhège zìdòng fútī shàng
请 乘坐 这个 自动 扶梯 上
èr lóu, zhīhòu wǎng yòu zǒu. zài
2楼,之后 往 右 走。在
yòucè.
右侧。

 トイレはどこにありますか?

xǐshǒujiān zài nǎlǐ?
洗手间 在 哪里?

☐ あちらにあります。

zài nàbiān.
在 那边。

 斉藤さんのお見舞いに来ました。

wǒ lái tànwàng Qíténg nǚshì.
我 来 探望 齐藤 女士。

※男性敬称は「先生」、女性敬称は「女士」を使う。

☐ 入院棟Aの総合案内で確認してください。

qǐng dào zhùyuàn dàlóu A de zōnghé
请 到 住院 大楼A的 综合
zīxúnchù quèrèn.
咨询处 确认。

☐ あちらの通路をまっすぐ進んでいただくと正面にあります。

nàbiān de tōngdào zhízǒu hòu,
那边 的 通道 直走 后,
jiù zài duìmiàn.
就 在 对面。

 佐藤先生とのお約束があります。

wǒ shìxiān yǔ Zuǒténg yīshēng yuēhǎo le.
我 事先 与 佐藤 医生 约好 了。

☐ 診察のお約束ですか?

yùyuēle zhěnliáo ma?
预约了 诊疗 吗?

 いいえ。

bú shì.
不 是。

☐ 佐藤先生の内線番号はご存じですか?

您 知道 佐藤 医生 的
nín zhīdào Zuǒténg yīshēng de
内线 电话 号码 吗?
nèixiàn diànhuà hàomǎ ma?

☐ 連絡先をご存じない場合、こちらからはお取り次ぎできません。

如果 您 不 知道 他 的 联系
rúguǒ nín bù zhīdào tā de liánxì
方式，我们 无法 为 您 转接。
fāngshì wǒmen wúfǎ wèi nín zhuǎnjiē

 この内線番号に連絡してもらえませんか?

您 能 帮 我 联系 这个 内线
nín néng bāng wǒ liánxì zhège nèixiàn
电话 号码 吗?
diànhuà hàomǎ ma?

☐ 担当者がすぐに迎えにまいります。

担当者 会 马上 过来 迎接。
dāndāngzhě huì mǎshàng guòlái yíngjiē

☐ 椅子に掛けてお待ちください。

请 坐在 椅子 上 稍 等。
qǐng zuòzài yǐzi shàng shāo děng

バリエーション

☐ 食事ができる場所は、外来診療棟と入院棟Aにあります。

可以 吃饭 的 地方 在 门诊
kěyǐ chīfàn de dìfang zài ménzhěn
大楼 与 住院 大楼A。
dàlóu yǔ zhùyuàn dàlóu A

☐ 売店は、外来診療棟と入院棟Aにあります。

小卖部 在 门诊 大楼 与
xiǎomàibù zài ménzhěn dàlóu yǔ
住院 大楼A。
zhùyuàn dàlóu A

I 受付事務 2…外来電話予約

予約制の多くの病院では、電話予約での対応が求められます。しかし顔が見えず、資料も見せられない状況下で、中国語で正しくコミュニケーションをとることは非常に難易度が高く困難な作業です。正しく伝わっているか確認しながら手続きを進めることが重要です。

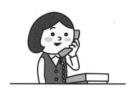

場面 ~ 患者さんから電話を受けました ~

| □診察券を持っている | □紹介状を持っている | □診療希望の日にちがちがう | □当日持参する物を伝える | □紹介状がないと耳鼻科を予約できない |

語彙

診察券番号	zhěnliáokǎ hàomǎ 诊疗卡 号码	ジェンリァオカー ハオマー
生年月日	chūshēng niányuèrì 出生 年月日	チュウション ニェンユエルィ
診察する	zhěnliáo 诊疗	ジェンリァオ
（予約）可能	kěyǐ（yùyuē） 可以（预约）	カーイー（ユィユエ）
希望の日にち	xīwàng rìqī 希望 日期	シーワン ルィチー
再来受付機	fùzhěn guàhàojī 复诊 挂号机	フゥジェン グァハオジー
保険証	bǎoxiǎnzhèng 保险证	バオシェンジォン
診察料	ménzhěnfèi 门诊费	メンジェンフェイ
料金	fèiyong 费用	フェイヨン
同意する	tóngyì 同意	トンイー

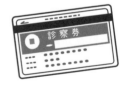

最重要フレーズ

⊕ qǐng gàosu wǒ nín de zhěnliáokǎ hàomǎ.
请 告诉 我 您的 诊疗卡 号码。
チン ガオス ウオ ニン ダ ジェンリァオカー ハオマー。
（診察番号を教えてください。）

⊕ nín yǒu xīwàng de rìqī ma?
您 有 希望 的 日期 吗?
ニン ヨウ シーワン ダ ルィチー マ?
（希望の日にちはありますか?）

⊕ qǐng búyào wàngjì bǎ zhěnliáokǎ, bǎoxiǎnzhèng, jièshàoxìn dài guòlái
请 不要 忘记 把 诊疗卡、 保险证 、介绍信 带过来。
チン ブーヤオ ワンジー バー ジェンリァオカー、バオシェンジォン、ジエシャオシン ダイグオライ。
（診察券、保険証、紹介状を忘れず持参してください。）

重要ポイント

選定療養費のことを知らない患者さんに対し、追加料金が発生することを丁寧に説明しましょう。

⊕ 恐縮ですが…
bù hǎoyìsi
不 好意思…
ブ ハオイース…

⊕ 紹介状をお持ちでない場合、診察料の他、8,100円の追加料金がかかります。
rúguǒ méiyǒu jièshàoxìn, chú ménzhěnfèi zhīwài,
如果 没有 介绍信，除 门诊费 之外，
ルゥグオ メイヨウ ジエシャオシン、チュウ メンジェンフェイ ジーワイ、
wǒmen hái huì éwài shōuqǔ bāqiānyībǎi rìyuán.
我们 还 会 额外 收取 8100 日元。
ウオメン ハイ ホイ オァワイ ショウチュイ バーチェンイーバイ ルィユェン。

⊕ 支払いに同意していただけますか?
nín tóngyì zhīfù ma?
您 同意 支付 吗?
ニン トンイー ジーフゥ マ?

外来電話予約

基本

□ こちらは東大病院予約センターです。

zhèlǐ shì Dōngdà Yīyuàn Yùyuē Zhōngxīn.
这里 是 东大 医院 预约 中心 。

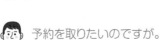 予約を取りたいのですが。

wǒ xiǎng yùyuē.
我 想 预约。

診察券番号を確認する

□ 東大病院の診察券はお持ちですか?

nín yǒu Dōngdà Yīyuàn de zhěnliáokǎ ma?
您 有 东大 医院 的 诊疗卡 吗?

 はい、持っています。

yǒu, wǒ yǒu de.
有, 我 有 的。

□ 診察券番号を教えてください。

qǐng gàosu wǒ nín de zhěnliáokǎ hàomǎ.
请 告诉 我 您 的 诊疗卡 号码。

 12345678です。

Yīèrsānsìwǔliùqībā.
12345678 。

名前・生年月日を確認する

□ フルネームを教えてください。

qǐng gàosu wǒ nín de xìngmíng.
请 告诉 我 您 的 姓名。

 王毅です。

wǒ jiào Wáng Yì.
我 叫 王 毅。

□ 生年月日を教えてください。

qǐng gàosu wǒ nín de chūshēng niányuèrì.
请 告诉 我 您 的 出生 年月日。

 1977年5月2日です。

yījiǔqīqī nián wǔyuè èr hào.
1977 年 5 月 2 号。

☐ 電話番号を教えてください。

qǐng gàosu wǒ nín de diànhuà hàomǎ.
请 告诉 我 您 的 电话 号码。

 03-38…-54…です。

língsān - sānbā ... - wǔsì ... .
03 – 38 ... –54 ...。

☐ 他の病院からの紹介状はお持ちですか?

nín yǒu qítā yīyuàn kāi de
您 有 其他 医院 开 的
jièshàoxìn ma?
介绍信 吗?

 はい。西東京大学病院からの紹介です。

yǒu. Xīdōngjīng Dàxué Yīyuàn jièshào
有。西东京 大学 医院 介绍
wǒ lái zhèlǐ de.
我 来 这里 的。

☐ 紹介状に書いてある宛先を教えていただけますか?

néng gàosu wǒ jièshàoxìn zhōng xiě de
能 告诉 我 介绍信 中 写 的
shōuxìnrén xìngmíng ma?
收信人 姓名 吗?

 東京大学医学部附属病院神経内科ご担当先生御中です。

Dōngjīng Dàxué Yīxuébù Fùshǔ Yīyuàn
东京 大学 医学部 附属 医院
Shénjīngnèikē dāndāng yīshēng.
神经内科 担当 医生。

☐ ありがとうございます。

xièxie.
谢谢。

☐ 診察は午前中です。

zhěnliáo shíjiān shì zài shàngwǔ.
诊疗 时间 是 在 上午。

☐ 10日以降でしたら空いています。

shí hào yǐhòu kě yǐ yùyuē.
10 号 以后 可以 预约。

☐ 希望の日にちはありますか?

nín yǒu xīwàng de rìqī ma?
您 有 希望 的 日期 吗?

 一番早い日程でお願いします。

wǒ xiǎng yùyuē zuì zǎo de rìqī.
我 想 预约 最早 的 日期。

☐ 来週の水曜日、10日、午前11時の予約はいかがですか？

wǒ bāng nín yùyue xiàgè xīngqīsān,
我 帮 您 预约 下个 星期三，
shíhào shàngwǔ shíyī diǎn,
10号，上午 11 点，
nín juéde zěnmeyàng?
您 觉得 怎么样？

 大丈夫です。

hǎo de.
好 的。

☐ 3月10日、水曜日、午前11時に神経内科初診外来の予約をお取りしました。

nín chénggōng yùyuēle sānyuè shí hào,
您 成功 预约了 3 月 10 号，
xīngqīsān, shàngwǔ shíyī diǎn de
星期三，上午 11 点 的
shénjīngnèikē ménzhěn chūzhěn.
神经内科 门诊 初诊。

当日持参する物を伝える

☐ 当日は、予約時間前に、1番カウンターの初診窓口で受付してください。

dàngtiān, qǐng zài yùyuē shíjiān zhīqián
当天，请 在 预约 时间 之前
dào yī hào fúwùtái de chūzhěn chuāngkǒu
到 1号 服务台 的 初诊 窗口
guàhào.
挂号。

☐ 診察券、保険証、紹介状を忘れず持参してください。

qǐng búyào wàngjì bǎ zhěnliáokǎ、
请 不要 忘记 把 诊疗卡、
bǎoxiǎnzhèng、 jièshàoxìn dài guòlái.
保险证 、 介绍信 带过来。

 ありがとうございました。

xièxie.
谢谢。

予約ができないことを伝える

☐ 何科の予約をお取りいたしましょうか？

nín xiǎng yùyuē nǎge zhěnliáokē?
您 想 预约 哪个 诊疗科？

 耳鼻科の予約をお願いします。

qǐng bāng wǒ yùyuē ěrbíkē.
请 帮 我 预约 耳鼻科。

☐ 他の病院からの紹介状はありますか？

nín yǒu qítā yīyuàn kāi de
您 有 其他 医院 开 的
jièshàoxìn ma?
介绍信 吗？

 いいえ。

méiyǒu.
没有。

☐ その診療科は、紹介状がなければ予約が取れません。

rúguǒ méiyǒu jièshàoxìn,
如果 没有 介绍信,
wǒ wúfǎ bāng nín yùyuē gāi zhěnliáokē.
我 无法 帮 您 预约 该 诊疗科。

☐ 他の病院を受診後、紹介状が発行されましたら、再度ご連絡ください。

qǐng nín zài qítā yīyuàn jiùzhěn,
请 您 在 其他 医院 就诊,
kāijù jièshàoxìn zhīhòu,
开具 介绍信 之后,
zàilái liánxì wǒmen.
再来 联系 我们。

選定療養費を説明する

☐ 紹介状をお持ちでない場合、診察料の他、8,100円の追加料金がかかります。

rúguǒ méiyǒu jièshàoxìn,
如果 没有 介绍信,
chú ménzhěnfèi zhīwài, wǒmen hái huì
除 门诊费 之外,我们 还 会
éwài shōuqǔ bāqiānyìbǎi rìyuán.
额外 收取 8100 日元。

☐ 支払いに同意していただけますか？

nín tóngyì zhīfù ma?
您 同意 支付 吗？

I 受付事務 3…外来窓口

　外来窓口初診時は患者さんも病院独自のルールや流れがわからず、時間も長くかかります。東大病院では1日約200から400人の初診患者さんを含めた2000から4000人超の外来患者さんに対応しており、多数の患者さんに対応できるよう、診察のある患者さん全員に呼び出しベルを渡し、院内のどこにいても受診前にそのベルを鳴らして受診時間をお知らせするようにしています。

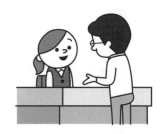

場面　〜 患者さんが外来窓口に訪れました 〜

| □事前に予約している | □保険証を持参している | □21番受付を案内している | □耳鼻科の予約を取りたい | □9月12日に予約したい |

語彙

申込用紙	shēnqǐngbiǎo 申请表	シェンチンビアオ
（番号札を）取る	qǔ（hàomǎpái） 取（号码牌）	チュイ（ハオマーパイ）
番号札	hàomǎpái 号码牌	ハオマーパイ
問診票	wènzhěnbiǎo 问诊表	ウェンジェンビアオ
パンフレット	xiǎocèzi 小册子	シアオツァズ
受付	jiēdàichù（guàhàochù） 接待处（挂号处）	ジエダイチュウ（グァハオチュウ）
2階	èr lóu 2 楼	アル ロウ
渡す	jiāogěi 交给	ジャオゲイ
到着する	dàodá 到达	ダオダー

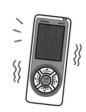

➕ nín yǒu yùyuē ma ?
您 有 预约 吗？
ニン ヨウ ユィユエ マ？
（予約はありますか？）

➕ qǐng tiánxiě shēnqǐngbiǎo , bìng qǔ hàomǎpái .
请 填写 申请表 ， 并 取 号码牌。
チン ティエンシエ シェンチンビャオ，ビン チュイ ハオマーパイ。
（申込用紙を記入し、番号札を取ってください。）

➕ qǐng tiánxiě wènzhěnbiǎo , bìng zài zhěnliáo shí jiāogěi yīshēng .
请 填写 问诊表 ， 并 在 诊疗 时 交给 医生。
チン ティエンシエ ウェンジェンビャオ，ビン ザイ ジェンリァオ シー ジャオゲイ イーション。
（問診票に記入して、診察の時に医師に渡してください。）

➕ zài bèi jiàodào hào zhīqián , qǐng zài fùjìn děngdài .
在 被 叫到 号 之前， 请 在 附近 等待。
ザイ ベイ ジャオダオ ハオ ジーチェン，チン ザイ フジン ドンダイ。
（番号が呼ばれるまで、近くでお待ちください。）

持参資料が足りない場合など、「その場合はどうしたらよいのか」を明確に指示できるように練習しましょう。

➕ （スキャナでの）システムへの紹介状の取り込みに時間がかかります。

(sǎomiáoyí) sǎomiáo jièshàoxìn zhì xìtǒng xūyào
（扫描仪）扫描 介绍信 至 系统 需要
（サオミァオイー）サオミァオ ジエシャオシン ジー シートン シュイヤオ
yídìng shíjiān .
一定 时间。
イーディン シージェン。

➕ 隣のカウンターから番号を呼びます。

pángbiān de fúwùtái huì jiàohào .
旁边 的 服务台 会 叫号。
パンビェン ダ フウーウータイ ホイ ジャオハオ。

➕ 番号札359番の方、2番カウンターまでお越しください。

qǐng chíyǒu sānbǎiwǔshíjiǔ hàomǎpái de huànzhě
请 持有 359 号码牌 的 患者
チン チーヨウ サンバイウーシジウ ハオマーパイ ダ ホアンジョア
dào èr hào fúwùtái .
到 2 号 服务台。
ダオ アルハオ フウーウータイ。

外来窓口

基本

 診察を受けたいのですが。
wǒ xiǎng qù kàn yīshēng.
我 想 去 看 医生。

 どうすればよいですか?
wǒ gāi zěnme zuò?
我 该 怎么 做?

予約を確認する

□ 当院で受診するのは初めてです
か?
nín shì dì yī cì zài běnyuàn jiùzhěn
您 是 第 一 次 在 本院 就诊
ma?
吗?

 はい。
shì de.
是 的。

□ 予約はありますか?
nín yǒu yùyuē ma?
您 有 预约 吗?

 はい。
yǒu.
有。

申込用紙を記入してもらう

□ 申込用紙を記入し、番号札を取っ
てください。
qǐng tiánxiě shēnqǐngbiǎo, bìng qǔ
请 填写 申请表 ， 并 取
hàomǎpái.
号码牌。

 どこで書けばよいですか?
wǒ gāi zài nǎlǐ tiánxiě?
我 该 在 哪里 填写?

□ あちらに記入台がございます。
nàbiān yǒu yòngyú tiánxiě de zhuōzi.
那边 有 用于 填写 的 桌子。

 わかりました。
hǎo de.
好 的。

保険証等を確認する

☐ 番号札、申込書、紹介状、保険
証をお預かりします。

qǐng nín tíjiāo hàomǎpái、 shēnqǐngbiǎo、
请 您 提交 号码牌、 申请表、
jièshàoxìn hé bǎoxiǎnzhèng.
介绍信 和 保险证 。

 はい。

hǎo de.
好 的。

☐ 診察券番号を教えてください。

qǐng gàosu wǒ nín de zhěnliáokǎ hàomǎ.
请 告诉我 您 的 诊疗卡 号码。

21089305 です。

shì èryāolíngbājiǔsānlíngwǔ.
是 21089305 。

☐ ありがとうございます。

xièxie.
谢谢。

予約内容を確認する

☐ 予約は消化器内科、10 時です
ね。

nín yùyuē de shì xiāohuànèikē,
您 预约 的 是 消化内科,
shí diǎn de, duì ma?
10 点 的，对 吗？

☐ 問診票を記入して、診察の時に
医師に渡してください。

qǐng tiánxiě wènzhěnbiǎo,
请 填写 问诊表,
bìng zài zhěnliáoshí jiāogěi yīshēng.
并 在 诊疗时 交给 医生。

呼び出しベルを説明する

☐ 診察の呼び出しに呼び出しベル
を使っています。

zhěnliáo de hūjiào,
诊疗 的 呼叫,
wǒmen shǐyòng hūjiàolíng.
我们 使用 呼叫铃。

☐ 呼び出しベルの使い方はこの
パンフレットの裏面にございま
す。

hūjiàolíng de shǐyòng fāngfǎ zài
呼叫铃 的 使用 方法 在
xiǎocèzi de bèimiàn.
小册子 的 背面。

□ （スキャナーでの）システムへの
紹介状の取り込みに時間がかか
ります。

（ sǎomiáoyí ）sǎomiáo jièshàoxìn zhì
（扫描仪）扫描 介绍信 至
xìtǒng xūyào yídìng shíjiān .
系统 需要 一定 时间。

□ 隣のカウンターから番号を呼び
ます。

pángbiān de fúwùtái huì jiàohào .
旁边 的 服务台 会 叫号。

 ありがとうございました。

xièxie .
谢谢。

□ 番号が呼ばれるまで、近くでお
待ちください。

zài bèi jiàodào hào zhīqián ,
在 被 叫到 号 之前，
qǐng zài fùjìn děngdài .
请 在 附近 等待。

 わかりました。

hǎo de .
好 的。

□ 番号札 359 番の方、2 番カウン
ターまでお越しください。

qǐng chíyǒu sānbǎiwǔshíjiǔ hàomǎpái de
请 持有 359 号码牌 的
huànzhě dào èr hào fúwùtái .
患者 到 2 号 服务台。

□ 番号札をいただけますか？

néng gěi wǒ nín de hàomǎpái ma ?
能 给 我 您 的 号码牌 吗？

□ 名前を教えていただけますか？

néng gàosu wǒ nín de xìngmíng ma ?
能 告诉 我 您 的 姓名 吗？

 李玲です。

wǒ jiào Lǐ Líng .
我 叫 李玲。

□ ありがとうございます。

xièxie .
谢谢。

□ 2 階の 21 番受付にファイルを出
してください。

qǐng bǎ wénjiàn tíjiāo dào èr lóu de
请 把 文件 提交 到 2 楼 的
èrshíyī hào jiēdàichù .
21 号 接待处。

 わかりました。

wǒ míngbai le .
我 明白 了。

46

予約を受け付ける

 予約を取りたいのですが。

wǒ xiǎng yùyuē.
我 想 预约。

□ 何科の予約を取りますか?

nín xiǎng yùyuē nǎge zhěnliáokē?
您 想 预约 哪个 诊疗科?

 耳鼻科の予約をお願いします。

wǒ xiǎng yùyuē ěrbíkē.
我 想 预约 耳鼻科。

□ 紹介状はお持ちでしょうか?

nín yǒu(qítā yīyuàn kāijù de)
您 有(其他 医院 开具 的)
jièshàoxìn ma?
介绍信 吗?

 はい。

yǒu.
有。

□ 近い日の予約ですと、
　9月8日の予約が取れます。

zuì kuài nénggòu yùyuēdào de shì
最 快 能够 预约到 的 是
jiǔyuè bā hào.
9 月 8 号。

□ 時間は午前です。

shíjiān shì shàngwǔ.
时间 是 上 午。

 他にはいつ予約が取れますか?

hái yǒu qí tā shijiānduàn kě yǐ yùyuē
还 有 其他 时间段 可以 预约
ma?
吗?

□ 9月12日金曜日、10時の予約
　が取れます。

kěyǐ yùyuē jiǔyuè shí'èr hào xīngqīwǔ,
可以 预约 9 月 12 号 星期五,
shí diǎn.
10 点。

 その日時で予約してください。

qǐng bāng wǒ yùyuē zhège shíjiānduàn.
请 帮 我 预约 这个 时间段。

□ はい。

hǎo de.
好 的。

47

□ 病院に着いたら1番カウンターへ
　行き、番号札を取ってお待ちく
　ださい。

nín dàole yīyuàn zhīhòu,
您 到了 医院 之后，
qǐng xiāndào yī hào fúwùtái qǔhào
请 先到 1 号 服务台 取号
děnghòu.
等候。

□ 番号順に受付されます。

wǒmen huì ànzhào hàomǎ shùnxù
我们 会 按照 号码 顺序
lái jiēdài.
来 接待。

| 診 療 申 込 書 |
| REGISTRATION FORM |

インプリント欄

| 1年初診 | カルテ発行の要・否 |

患者番号：
（ID）
予約時間：　　：　　～

交通事故　　労　災　　第三者行為

受付年月日 Date	年 Year	月 Month	日 Day			
フリガナ				性 別 Sex		
患者氏名 Name				(M)男	・	(F)女
生年月日 Date of Birth	(M) (T) (S) (H)明・大・昭・平	年 Year	月 Month	日 Day	年齢 Age	才
フリガナ						
現 住 所 Address	郵便番号 Post Code			電 話 番 号（自宅）Phone number (Home)	（　　）	
職 業 Occupation			緊急時連絡先電話番号 Emergency Phone Number	（　　）		
紹介状 Letter of Introduction	有 Yes 無 No	画像CD CD of Picture	有 Yes 無 No	返却希望 Return	有 Yes 無 No	

※保険証及び紹介状（有りの場合）は必ずご提出下さい。
※東大病院の診療券をお持ちのかたは一緒にご提出ください。
※コンピュータシステムの関係上、氏名表記が旧字体（カナ表記）となる場合がございます。

▲患者さんは上の赤枠内を記入して下さい。
Please fill in the columns within a red frame.

受診科名	内　　科				外　　科					感覚・運動機能科			小児・障害女性科	精神神経科・放射線科
受診される科の番号を○で囲んで下さい。	31 総合内科	35 消化器内科	36 血液・腫瘍内科	39 神経内科	51 一般外科	56 肝・胆・膵・脾移植外科	60 工臓器移植外科	08 脳神経外科	59 女性外科	17 皮膚科・アレルギー科	14 耳鼻咽喉科・頭頸部外科	20 眼窩口腔外科・歯科矯正歯科	07 小児科	16 精神神経科
	32 循環器内科	33 腎臓・内分泌内科	38 アレルギー・リウマチ内科	41 老年病科	54 胃・食道外科	52 血管外科	57 心臓外科	19 麻酔科		13 眼科・視覚矯正科	21 リハビリテーション科		22 小児外科	18 放射線科
	34 呼吸器内科	37 糖尿病代謝内科	40 感染症内科	42 心療内科	55 大腸・肛門外科	53 乳腺・内分泌外科	58 呼吸器外科	15 泌尿器科		10 整形外科・脊椎外科	21 形成外科・美容外科		11 女性科	

東大病院では、上のような日英併記の診療申込書を使用しています。このほかにも入院申込書、支払確認書他、様々なフォーマットを用意して対応していますが、こういった書式のひな型は厚生労働省のHPに、英語だけでなく中国語やスペイン語のものも用意されておりますので、参考になるのではないかと思います。

● 東大病院の診療科名称 (2019 年 4 月現在)

内科診療部門	内科 诊疗 部门　nèikē zhěnliáo bùmén
循環器内科	心脏 内科　xīnzàng nèikē
呼吸器内科	呼吸 内科　hūxī nèikē
消化器内科	消化 内科　xiāohuà nèikē
腎臓・内分泌内科	肾脏・内分泌 内科　shènzàng・nèifēnmì nèikē
糖尿病・代謝内科	糖尿病・代谢 内科　tángniàobìng・dàixiè nèikē
血液・腫瘍内科	血液・肿瘤 内科　xuèyè・zhǒngliú nèikē
アレルギー・リウマチ内科	过敏・风湿 内科　guòmǐn・fēngshī nèikē
感染症内科	感染 内科　gǎnrǎn nèikē
脳神経内科	脑神经 内科　nǎoshénjīng nèikē
老年病科	老年病科　lǎoniánbìngkē
心療内科	心身 内科　xīnshēn nèikē

外科診療部門	外科 诊疗 部门　wàikē zhěnliáo bùmén
胃・食道外科	胃・食管 外科　wèi・shíguǎn wàikē
大腸・肛門外科	大肠・肛门 外科　dàcháng・gāngmén wàikē
肝・胆・膵外科	肝・胆・胰 外科　gān・dǎn・yí wàikē
血管外科	血管 外科　xuèguǎn wàikē
乳腺・内分泌外科	乳腺・内分泌 外科　rǔxiàn・nèifēnmì wàikē
人工臓器・移植外科	人工 器官・移植 外科　réngōng qìguān・yízhí wàikē
心臓外科	心脏 外科　xīnzàng wàikē
呼吸器外科	呼吸 外科　hūxī wàikē
脳神経外科	脑神经 外科　nǎoshénjīng wàikē
麻酔科・痛みセンター	麻醉科・疼痛 中心　mázuìkē・téngtòng zhōngxīn
泌尿器科・男性科	泌尿科・男性科　mìniàokē・nánxìngkē
女性外科	女性 外科　nǚxìng wàikē

感覚・運動機能科診療部門	感觉・运动 功能 科 诊疗 部门　gǎnjué・yùndòng gōngnéng kē zhěnliáo bùmén
皮膚科	皮肤科　pífūkē
眼科	眼科　yǎnkē
整形外科・脊椎外科	骨科・脊椎 外科　gǔkē・jǐzhuī wàikē
耳鼻咽喉科・頭頸部外科	耳鼻咽喉科・头颈 外科　ěrbíyānhóukē・tóujǐng wàikē
リハビリテーション科	康复 训练科　kāngfù xùnliànkē
形成外科・美容外科	整形 外科・美容 外科　zhěngxíng wàikē・měiróng wàikē
口腔顔面外科・矯正歯科	口腔颌面 外科・矫正 齿科　kǒuqiānghémiàn wàikē・jiǎozhèng chǐkē

小児・周産・女性科診療部門	小儿・围产・女性科 诊疗 部门　xiǎo'ér・wéichǎn・nǚxìngkē zhěnliáo bùmén
小児科	小儿科　xiǎo'érkē
小児外科	小儿 外科　xiǎo'ér wàikē
女性診療科・産科	女性 诊疗科・产科　nǚxìng zhěnliáokē・chǎnkē

精神神経科診療部門	精神 神经科 诊疗 部门　jīngshén shénjīngkē zhěnliáo bùmén
精神神経科	精神 神经科　jīngshén shénjīngkē

放射線科診療部門	放射科 诊疗 部门　fàngshèkē zhěnliáo bùmén
放射線科	放射科　fàngshèkē

救急科診療部門	急救科 诊疗 部门　jíjiùkē zhěnliáo bùmén
救急科	急救科　jíjiùkē

I 受付事務　4-①…入院窓口
（入院手続き案内）

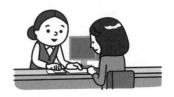

　外来受診患者さんが入院する場合、最終外来受診日に入院手続き、必要書類について一通り説明しています。入院に際して必要となるものは多くありますので、入院日に正しく持参できるよう、正確に伝えることが大切です。

場面 ～ 患者さんが入退院センターに訪れました ～

| □必要書類を確認する | □持参品を確認する | □売店を説明する | □他院での入院歴を確認する | □貴重品の取り扱いについて説明する |

語彙

日本語を見て、瞬間的に英単語・フレーズ単位で英語が言えるように練習しましょう!

入退院センター	zhùyuàn chūyuàn zhōngxīn 住院 出院 中心	ジュウユェン チュウユェン ジョンシン
必要書類	biyào cáiliào 必要 材料	ビーヤオ ツァイリアオ
連帯保証人	dānbǎorén 担保人	ダンバオレン
薬	yào 药	ヤオ
お薬手帳	yòngyào jìlù shǒucè 用药 记录 手册	ヨンヤオ ジールー ショウツァ
身の回り品	rìcháng yòngpǐn 日常 用品	ルィチャン ヨンピン
説明（する）	shuōmíng 说明	シュオミン
病衣	bìnghàofú 病号服	ビンハオフゥ
退院証明書	chūyuàn zhèngmíngshū 出院 证明书	チュウユェン ジョンミンシュウ
貴重品	guìzhòng wùpǐn 贵重 物品	グイジョン ウーピン

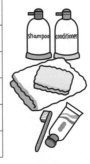

最重要フレーズ

xiànzài wǒ lái shuōmíng zhùyuàn dāngtiān de shǒuxù .
⊕ 现在 我 来 说明 住院 当天 的 手续。
シェンザイ ウオライ シュオミン ジュウユェン ダンティェン ダ ショウシュイ。
（入院日の手続きを説明します。）

zhèxiē shì bìyào cáiliào .
⊕ 这些 是 必要 材料。
ジョアシエ シー ピーヤオ ツァイリアオ。
（こちらが必要書類です。）

nín yǒu shénme wèntí ma ?
⊕ 您 有 什么 问题 吗？
ニン ヨウ シェンマ ウェンティー マ？
（何か質問はございますか？）

rúguǒ yǒu shénme bùdǒng de dìfang , qǐng liánxì wǒmen .
⊕ 如果 有 什么 不懂 的 地方，请 联系 我们。
ルゥ グオ ヨウ シェンマ ブードン ダ ディファン, チン リェンシー ウオメン。
（何かわからないことがありましたら、こちらにご連絡ください。）

重要ポイント

持ってきてもらうものを説明する際は「请把～带过来。」を用いましょう。
持ってきてもらう「モノ」にあたる単語もあわせて学びましょう。

qǐng bǎ
请 把
チン バー～

〜

dàiguòlái .
带过来。
ダイグオライ。

（薬を全て持ってきてください。）
qǐng bǎ suǒyǒu yàopǐn dàiguòlái .
请 把 所有 药品 带过来。
チン バー スオヨウ ヤオピン ダイグオライ。

（目薬や軟膏を持ってきてください。）
qǐng bǎ yǎnyàoshuǐ , ruǎngāo děng dàiguòlái .
请 把 眼药水、软膏 等 带过来。
チン バー イェンヤオシュイ、ルアンガオ ドン ダイグオライ。

（保険証や診察券を持ってきてください。）
qǐng bǎ bǎoxiǎnzhèng , zhěnliáokǎ děng dàiguòlái .
请 把 保险证、诊疗卡 等 带过来。
チン バー バオシェンジォン、ジェンリァオカードン ダイグオライ。

（旅行保険書類を持ってきてください。）
qǐng bǎ lǚxíng bǎoxiǎn zīliào dàiguòlái .
请 把 旅行 保险 资料 带过来。
チン バー リュイシン バオシェン ズー リヤオ ダイグオライ。

入院手続き案内

基本

□ 入院のご予定ですね。

nín yào zhùyuàn, duì ma?
您要住院，对吗?

入院日の手続きを伝える

□ 入院当日の手続きを説明します。

xiànzài wǒ lái shuōmíng zhùyuàn
现在我来说明住院
dāngtiān de shǒuxù.
当天的手续。

□ まず、入院棟A・1階の入退院センターで手続きしてください。

shǒuxiān, qǐng zài zhùyuàn dàlóu
首先，请在住院大楼
A·yī lóu de zhùyuàn chūyuàn zhōngxīn
A·1楼的住院出院中心
bànlǐ shǒuxù.
办理手续。

提出書類の確認

□ こちらが必要書類です。

zhèxiē shì bìyào cáiliào.
这些是必要材料。

□ 事前にこれらの欄へのご記入をお願いいたします。

qǐng shixiān tiánxiěhǎo zhèxiē lánmù.
请事先填写好这些栏目。

□ クレジットカードでお支払いの場合はこちらの用紙にもご記入ください。

rúguǒ shǐyòng xìnyòngkǎ zhīfù,
如果使用信用卡支付，
qǐng nín tóngshí tiánxiě zhèxiē cáiliào.
请您同时填写这些材料。

□ こちらに連帯保証人となる方の名前を記入してください。

qǐng zài zhèlǐ tiánxiě dānbǎorén de
请在这里填写担保人的
xìngmíng.
姓名。

□ 何か質問はございますか?

nín yǒu shénme wèntí ma?
您有什么问题吗?

 ありません。

méiyǒu.
没有。

□ 現在、飲んでいる薬はあります
か?

 はい、あります。

shì de, wǒ zài fúyào.
是 的, 我 在 服药。

□ それでは、それらの薬をすべて
持ってきてください。

nàme, qǐng bǎ nàxiē yào dōu
那么, 请 把 那些 药 都
dàiguòlái.
带过来。

□ 目薬や軟膏もあれば持ってきて
ください。

rúguǒ yǒu yǎnyàoshuǐ、 ruǎngāo děng,
如果 有 眼药水、 软膏 等,
yě qǐng dàiguòlái.
也 请 带过来。

□ お薬手帳もあれば持ってきてく
ださい。

rúguǒ yǒu yòngyào jìlù shǒucè,
如果 有 用药 记录 手册,
yě qǐng dài guòlái.
也 请 带 过来。

□ 自分で血糖測定をしていたら、
その器具も持ってきてください。

rúguǒ zìjǐ jīngcháng cèliáng xuètáng,
如果 自己 经常 测量 血糖,
qǐng bǎ gāi jīqì yě dàiguòlái.
请 把 该 机器 也 带过来。

 血糖値は測っていません。

wǒ bú cè xuètáng.
我 不 测 血糖。

□ タオルやシャンプー、歯磨きな
どの身の回り品は、ご自分でご
用意ください。

qǐng zìjǐ zhǔnbèi máojīn、 xǐfāshuǐ、
请 自己 准备 毛巾、 洗发水、
yágāo děng rìcháng yòngpǐn.
牙膏 等 日常 用品。

 病院では販売していますか?

yīyuàn lǐ yǒu mài ma?
医院 里 有 卖 吗?

□ はい。1 階の売店は 24 時間営
業しており、そちらでご購入い
ただけます。

yǒu de. yī lóu de xiǎomàibù èrshísì
有 的。1 楼 的 小卖部 24
xiǎoshí yíngyè, nín kěyǐ zài nàlǐ
小时 营业, 您 可以 在 那里
gòumǎi.
购买。

□ 説明は以上で終わりますが、何か質問はありますか？

wǒ de shuōmíng dàocǐ jiéshù,
我 的 说明 到此 结束,
nín yǒu shénme wèntí ma?
您 有 什么 问题 吗?

（顔）ありません。

méiyǒu.
没有。

□ こちらが入退院センターの電話番号です。

zhè shì zhùyuàn chūyuàn zhōngxīn de
这 是 住院 出院 中心 的
diànhuà hàomǎ.
电话 号码。

□ 何かわからないことがありましたら、こちらにご連絡ください。

rúguǒ yǒu shénme bùdǒng de dìfang,
如果 有 什么 不懂 的 地方,
qǐng liánxì wǒmen.
请 联系 我们。

（顔）わかりました。

hǎo de.
好 的。

バリエーション

提出書類の確認

□ 病棟ではこちらの３種類の書類を提出してください。

zài bìngfáng, qǐng tíjiāo zhè sān yàng
在 病房, 请 提交 这 三 样
cáiliào.
材料。

□ まず、病衣を借りるか、借りないか選択してください。

shǒuxiān, qǐng xuǎnzé shìfǒu jièyòng
首先, 请 选择 是否 借用
bìnghàofú.
病号服。

□ こちらの用紙には、病気や生活について、看護師への要望を書いてきてください。

guānyú bìngqíng、 shēnghuó, qǐng zài
关于 病情、 生活, 请 在
zhè zhāng zhǐ shàng tiánxiě duì hùshi
这 张 纸 上 填写 对 护士
de yāoqiú.
的 要求。

□ こちらは転倒しやすさをチェックする用紙です。該当するすべての項目にチェックしてきてください。

zhè shì jiǎnchá shìfǒu róngyì diēdǎo de
这 是 检查 是否 容易 跌倒 的
cáiliào, qǐng zài suǒyǒu fúhé tiáojiàn de
材料, 请 在 所有 符合 条件 的
xiàngmù shàng dǎgōu.
项目 上 打钩。

☐ これでこの書類についての説明は終わりました。

gāngcái, wǒ duì zhèxiē cáiliào jìnxíngle
刚才，我 对 这些 材料 进行了
shuōmíng.
说明。

☐ この3ヵ月以内に他の病院に入院していたことはありますか?

zài zuìjìn sān ge yuè yǐnèi, nín zài
在 最近 3 个 月 以内，您 在
qítā yīyuàn zhùguò yuàn ma?
其他 医院 住过 院 吗？

😊 はい、先月まで入院していました。

yǒu, dào shàng ge yuè wéizhǐ yìzhí zài
有，到 上 个 月 为止 一直 在
zhùyuàn.
住院。

☐ では、入院していた病院の退院証明書が必要になります。

nàme, nín xūyào tíjiāo zhīqián zhùyuàn
那么，您 需要 提交 之前 住院
de yīyuàn chūjù de chūyuàn
的 医院 出具 的 出院
zhèngmíngshū.
证明书。

持参品の確認

☐ 次に、貴重品の取り扱いについてご説明いたします。

jiēxiàlái, wǒ lái shuōmíng yíxià
接下来，我 来 说明 一下
guìzhòng wùpǐn de bǎoguǎn.
贵重 物品 的 保管。

☐ 保険証や診察券を持ってきてください。

qǐng bǎ bǎoxiǎnzhèng、 zhěnliáokǎ
请 把 保险证、 诊疗卡
dàiguòlái.
带过来。

☐ 現金でお支払いになる場合には10万円をお預かりします。

rúguǒ shǐyòng xiànjīn zhīfù,
如果 使用 现金 支付，
wǒmen huì yùshōu shí wàn rìyuán.
我们 会 预收 10 万 日元。

☐ これは退院時の会計で精算します（入院費によっては返金します）。

zhège qián wǒmen huì zài nín chūyuàn
这个 钱 我们 会 在 您 出院
jiézhàng de shíhou jiésuàn (kòuchú zhùyuànfèi
结账 的 时候 结算（扣除 住院费
zhīhòu fǎnhuán shèngyú jīn'é).
之后 返还 剩余 金额）。

55

入院手続きについて

1. 診察券・保険証（日本または海外）の確認

診察券、保険証、身分証をご提示ください。

2. 入院申込用紙への記入

用紙の太枠内にご記入ください。

3. 病衣使用届・差額室料同意書への記入

- 病衣を使用する場合はこの用紙にご記入ください。
- 差額部屋に入る場合はこの用紙にご記入ください。

4. 支払方法・保証金の確認

支払方法はクレジットカード登録か現金かを選択できます。
保証金は、クレジットカードを登録していただくか、現金10万円を預けていただくかの、どちらか一方を選択してください。
また、申込用紙の連帯保証人の欄への記入が必要です。

Inpatient Registration

1. Checking your patient ID card and insurance card (Japanese or non-Japanese)

Please show your patient ID card, insurance card and some personal identification.

2. Filling out the inpatient application form

Please fill out the section of the form within the thick line.

3. Filling out the notice for the use of pajamas and the consent form for additional room charges

- Please fill out the form if you will use pajamas.
- Please fill out the form if you will use an additional room.

4. Checking your method of payment and deposit

You can choose to pay either by credit card or in cash.
To provide a deposit, you can either register a credit card, or pay 100,000 yen in cash. Please tell us your decision.
You'll also need to fill in the field for the joint guarantor on your application form.

关于住院手续

1. 挂号证·保险证（日本或海外）的确认

请出示挂号证、保险证、身份证件。

2. 住院申请书的填写

请填写在申请书的粗框内。

3. 病号服使用申请书·差额病房费同意书的填写

- 如果使用病号服，请填写这张单子。

- 如果入住差额房间，请填写这张单子。

4. 支付方式·保证金的确认

关于支付方式，您可以选择登记信用卡或支付现金。

关于保证金，您可以选择登记信用卡，或者预交 10 万日元现金。

另外，需填写申请书的担保人一栏。

入院時の手順を
確認する際に
ご活用ください。

I 受付事務 4-②…入院窓口
（入院時）

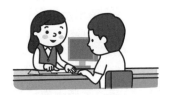

　入院時は本人確認をし、入院申込書や同意書など
の必要書類を取得、入院費にかかる保証金の説明な
ど、説明事項も多いですが患者さんにきちんと理解
していただきながら丁寧に進めていく必要がありま
す。

場面 ～ 患者さんが入院日に来訪されました ～

| □ 診察券を確認する | □ 保険証等を確認する | □ 病棟へ案内する | □ 個室について説明する | □ 保証金の精算方法を説明する |

語彙

必要事項	suǒ xū shìxiàng 所需 事项	スゥオシュイ シーシャン
身分証明書	shēnfèn zhèngjiàn 身份 证件	シェンフェン ジォンジェン
（入院時の）お手続き	（zhùyuàn shí de）shǒuxù （ 住院 时 的）手续	（ジュウユェン シー ダ）ショウシュイ
個室	dānjiān 单间	ダンジェン
医療費	yīliáofèi 医疗费	イーリァオフェイ
部屋代	fángfèi 房费	ファンフェイ
同意書	tóngyìshū 同意书	トンイーシュウ
保証金	bǎozhèngjīn 保证金	バオジォンジン
申込用紙	shēnqǐngbiǎo 申请表	シェンチンビァオ
高額	gāo'é 高额	ガオァ
診察券	zhěnliáokǎ 诊疗卡	ジェンリァオカー

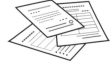

最重要フレーズ

nín néng chūshì nín de zhěnliáokǎ ma ?
⊕ 您 能 出示 您 的 诊疗卡 吗？
ニン ノン チュウシー ニン ダ ジェンリァオカー マ？
（診察券を見せていただけますか？）

qǐng tiánxiě nín de xìngmíng、 xìngbié、 chūshēng niányuèrì、 zhíyè、
⊕ 请 填写 您 的 姓名 、 性别 、 出生 年月日、职业、
xiàn zhùzhǐ、 diànhuà hàomǎ yǐjí zài nín zhùyuàn qījiān nénggòu liánxìdào
现 住址、 电话 号码 以及 在 您 住院 期间 能够 联系到
de rén de liánxì fāngshì .
的人 的 联系 方式。
チン ティエンシエ ニン ダ シンミン、シンビエ、チュウションニェン ユエルィ、ジーイエ、シェン
ジュウジー、ディエンホア ハオマー イージー ザイ ニン ジュウユエン チージェン ノンゴウ リェンシー
ダオ ダ レン ダ リェンシー ファンシー。
（氏名、性別、生年月日、職業、現住所、電話番号および入院中に連絡のとれる方の連絡先を記入してください。）

nín yòng xiànjīn zhīfù háishi yòng xìnyòngkǎ zhīfù ?
⊕ 您 用 现金 支付 还是 用 信用卡 支付？
ニン ヨン シェンジン ジーフゥ ハイシー ヨン シンヨンカー ジーフゥ？
（現金とクレジットカードのどちらで支払いますか？）

重要ポイント

入院費用を現金（保証金）で支払う場合とクレジットカードで支払う場合
では手続きが異なるため注意しましょう。

［保証金の申込み］

⊕10万円の保証金が必要です。

xūyào shíwàn rìyuán de bǎozhèngjīn .
需要 10 万 日元 的 保证金。
シュイヤオ シーワン ルイユェン ダ バオジョンジン。

⊕また、申込用紙の連帯保証人
の欄も記入が必要となります。

lìngwài , hái xū tiánxiě shēnqǐngbiǎo de
另外，还 需 填写 申请表 的
dānbǎorén yìlán .
担保人 一栏。
リンワイ, ハイ シュイ ティエンシエ シェンチンビァオ ダ
ダンバオレン イーラン。

⊕保証金を預かっていることを
示す証明書ですので、保管し
てください。

zhè shì yùshōu bǎozhèngjīn de zhèngmíng ,
这 是 预收 保证金 的 证明 ，
qǐng tuǒshàn bǎoguǎn .
请 妥善 保管。
ジョア シー ユイショウ バオジョンジン ダ ジョンミン,
チン トゥオシャン バオグァン。

［クレジットカードの申込み］

⊕この用紙にご記入いただき、
クレジットカードのご提示をお
願いいたします。

qǐng zài zhè zhāng zhǐ shàng tiánxiě , bìng chūshì xìnyòngkǎ .
请 在 这 张 纸 上 填写，并 出示 信用卡。
チン ザイ ジョアジャン ジー シャン ティエンシエ,
ビン チュウシー シンヨンカー。

入院時

基本

☐ おはようございます。

zǎoshàng hǎo.
早上 好。

☐ いかがいたしましたか?

nín zěnme le?
您 怎么 了?

 今日から入院します。

cóng jīntiān kāishǐ wǒ yào zhùyuàn.
从 今天 开始 我 要 住院。

 手続きをお願いします。

máfan bāng wǒ bànlǐ shǒuxù.
麻烦 帮 我 办理 手续。

☐ わかりました。

hǎo de.
好 的。

診察券を確認する

☐ 診察券を見せていただけますか?

nín néng chūshì nín de zhěnliáokǎ ma?
您 能 出示 您 的 诊疗卡 吗?

書類に必要事項を記入してもらう

☐ この書類の必要事項を記入して
ください。

qǐng zài zhè fèn cáiliào shàng tiánxiě suǒxū
请 在 这份 材料 上 填写 所需
shìxiàng.
事项。

☐ 氏名、性別、生年月日、職業、
現住所、電話番号および患者さ
んが入院中に連絡のとれる方の
連絡先を記入してください。

qǐng tiánxiě nín de xìngmíng、 xìngbié、
请 填写 您 的 姓名、 性别、
chūshēng niányuèrì　 zhíyè、 xiàn
出生 年月日、职业、现
zhùzhǐ、 diànhuà hàomǎ yǐjí zài nín
住址、 电话 号码 以及 在 您
zhùyuàn qījiān nénggòu liánxìdào de rén
住院 期间 能够 联系到 的 人
de liánxì fāngshì.
的 联系 方式。

 終わりました。

jiéshù le.
结束 了。

□ ありがとうございます。

xièxie .
谢谢。

保険証等を確認する

□ 身分証明書を見せていただけますか?

nín néng chūshì nín de shēnfèn zhèngjiàn
您 能 出示 您 的 身份 证件
ma ?
吗?

□ 保険証を見せていただけますか?

nín néng chūshì nín de bǎoxiǎnzhèng ma ?
您 能 出示 您 的 保险证 吗?

□ 確認のため、コピーをいただきます。

wèile quèrèn , wǒ fùyìn yíxià .
为了 确认, 我 复印 一下。

わかりました、これです。

hǎo de . gěi nín .
好 的, 给 您。

□ ありがとうございます。

xièxie .
谢谢。

□ 以上でお手続きは終了です。

shǒuxù dàocǐ jiéshù .
手续 到此 结束。

病棟へ案内する

□ 入院棟 A、3 階北側のスタッフステーションに上がってください。

qǐng dào zhùyuàn dàlóu A , sān lóu
请 到 住院 大楼 A, 3 楼
běicè de fúwùzhàn .
北侧 的 服务站。

□ 到着しましたら、病棟クラークあるいは看護師にお声掛けください。

dàole zhīhòu , qǐng zhǎo bìngfáng
到了 之后, 请 找 病房
zhíyuán huò hùshi .
职员 或 护士。

ありがとうございました。

xièxie .
谢谢。

室料差額を説明する

☐ 個室となるため、医療費とは別に、部屋代が必要となります。

yīnwèi shì dānjiān, suǒyǐ chú yīliáofèi
因为 是 单间，所以 除 医疗费
zhīwài, hái xū zhīfù fángfèi.
之外，还 需 支付 房费。

☐ このお部屋は1日につき21,600円の部屋代がかかります。

gāi fángjiān de yìtiān fèiyòng wéi
该 房间 的 一天 费用 为
èrwànyīqiānliùbǎi rìyuán.
21600 日元。

☐ この内容でよろしければ、この同意書に署名してください。

rúguǒ nín juéde yǐshàng nèiróng kěyǐ
如果 您 觉得 以上 内容 可以
de huà, qǐng zài zhè fèn tóngyìshū shàng
的 话，请 在 这 份 同意书 上
qiānmíng.
签名。

 4人部屋が空いたら移りたいのですが。

rúguǒ sìrénjiān kòng de huà, wǒ xiǎng
如果 四人间 空 的 话，我 想
bānguòqù.
搬过去。

☐ 病棟でご相談ください。

qǐng dào bìngfáng zīxún.
请 到 病房 咨询。

保証金を説明する

☐ 保証金についてお伺いいたします。

wǒ xiǎng zīxún yíxià bǎozhèngjīn de
我 想 咨询 一下 保证金 的
shìqíng.
事情。

☐ 現金とクレジットカードのどちらで支払いますか?

nín yòng xiànjīn háishi xìnyòngkǎ zhīfù?
您 用 现金 还是 信用卡 支付?

 現金の場合、預ける金額はいくらですか?

xiànjīn de huà, xūyào yùjiāo duōshao jīn'é?
现金 的 话，需要 预交 多少 金额?

☐ 10万円の保証金が必要です。

xūyào shíwàn rìyuán de bǎozhèngjīn.
需要 10 万 日元 的 保证金。

☐ また、申込用紙の連帯保証人の欄も記入が必要となります。

lìngwài，hái xū tiánxiě shēnqǐngbiǎo de
另外，还 需 填写 申请表 的
dānbǎorén yīlán．
担保人 一栏。

保証金の 10 万円です。

zhè shì shíwàn rìyuán bǎozhèngjīn
这 是 10 万 日元 保证金 。

☐ ありがとうございます。

xièxie．
谢谢。

☐ 保証金を預かっていることを示す証明書ですので、保管してください。

zhè shì yùshōu bǎozhèngjīn de
这 是 预收 保证金 的
zhèngmíngshū，qǐng tuǒshàn bǎoguǎn．
证明书 ，请 妥善 保管。

☐ 支払いの時、支払い窓口に、この証明書を提出してください。

zài zhīfù fèiyong shí，qǐng jiāng zhè fèn
在 支付 费用 时，请 将 这 份
zhèngmíngshū jiāogěi zhīfù chuāngkǒu．
证明书 交给 支付 窗口 。

クレジットカード登録を説明する

クレジットカードで手続きをお願いします。

qǐng bāng wǒ bànlǐ xìnyòngkǎ zhīfù shǒuxù．
请 帮 我 办理 信用卡 支付 手续。

☐ この用紙にご記入いただき、クレジットカードのご提示をお願いいたします。

qǐng zài zhè zhāng zhǐ shàng tiánxiě，
请 在 这 张 纸 上 填写，
bìng chūshì xìnyòngkǎ．
并 出示 信用卡。

☐ ありがとうございます。

xièxie．
谢谢。

☐ クレジットカードをお返しします。

xìnyòngkǎ huángěi nín．
信用卡 还给 您。

☐ こちらが申込書の控えです。

zhè shì shēnqǐngbiǎo de cúngēn．
这 是 申请表 的 存根。

☐ 医療費は高額となる傾向があります。

yīliáo fèiyong tōngcháng hěn ángguì．
医疗 费用 通常 很 昂贵。

63

☐ クレジットカードの利用限度額によっては、引き落としができない場合があります。

gēnjù xìnyòngkǎ de xiāofèi édù ,
根据 信用卡 的 消费 额度,
yǒu kěnéng bù néng bèi kòuchú.
有 可能 不 能 被 扣除。

☐ 必要に応じて利用限度額を引き上げる手続きをしてください。

bìyào shí , qǐng bànlǐ shàngdiào
必要 时,请 办理 上调
xiāofèi édù de shǒuxù.
消费 额度 的 手续。

☐ 海外で発行されたクレジットカードの場合、当院で使用できない場合があります。

rúguǒ shì hǎiwài fāxíng de xìnyòngkǎ ,
如果 是 海外 发行 的 信用卡,
yǒu kěnéng wúfǎ zài běn yīyuàn shǐyòng.
有 可能 无法 在 本 医院 使用。

☐ 退院時に金額が確定している場合は、自動支払機でお支払いください。

chūyuàn shí jīn'é yǐjīng quèdìng de
出院 时 金额 已经 确定 的
qíngkuàng xià , qǐng zài zìdòng fùkuǎnjī
情况 下,请 在 自动 付款机
shàng jìnxíng zhīfù.
上 进行 支付。

☐ 自動支払機でお支払いいただく場合には、現金、クレジットカードのどちらでもお支払いいただけます。

zài zìdòng fùkuǎnjī shàng jìnxíng zhīfù
在 自动 付款机 上 进行 支付
shí , kěyǐ yòng xiànjīn huò xìnyòngkǎ.
时,可以 用 现金 或 信用卡。

☐ クレジットカードを使用する場合は4ケタの暗証番号が必要です。

shǐyòng xìnyòngkǎ zhīfù shí ,
使用 信用卡 支付 时,
xūyào sì wèi shù mìmǎ.
需要 4 位 数 密码。

☐ 退院時に金額が確定していなければ、次回の外来時にお支払いください。

rúguǒ chūyuàn shí jīn'é hái wèi quèdìng ,
如果 出院 时 金额 还 未 确定,
nàme qǐng zài xiàcì ménzhěn shí
那么 请 在 下次 门诊 时
zhīfù.
支付。

☐ 来院がない場合は、後日病院側で自動決済をいたします。その後、領収書を登録の住所へ郵送します。

rúguǒ xiàcì bù lái yīyuàn le,
如果 下次 不 来 医院 了，
nàme yīyuàn huì zìdòng jìnxíng jiésuàn.
那么 医院 会 自动 进行 结算。
zhīhòu wǒmen huì jiāng fāpiào yóujì dào
之后 我们 会 将 发票 邮寄 到
nín dēngjì de zhùzhǐ.
您 登记 的 住址。

I 受付事務 4-③…入院窓口
（退院時）

退院時は「入院時に保証金で申込み」をされたか、
「クレジットカードで申込み」をされたかを確認し、
その後、「自動支払機」での精算か、「窓口」での
精算かを確認して、ご案内しています。

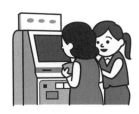

場面 ～ 患者さんが退院日を迎えました ～

| □入院費用を伝える | □支払方法を確認する | □クレジットカードによる精算方法を伝える | □現金での精算方法を伝える | □支払いができない場合の精算方法を伝える |

語彙

自動支払機	zìdòng fùkuǎnjī 自动 付款机	ズードン フゥクァンジー
暗証番号	mìmǎ 密码	ミーマー
領収書	fāpiào 发票	ファーピアオ
入院費	zhùyuànfèi 住院费	ジュウユェンフェイ
決済後	jiésuàn hòu 结算 后	ジエスアン ホウ
預かり証	yùfùjīn zhèngmíng 预付金 证明	ユィフゥジン ジオンミン
紛失する	diūshī 丢失	ディウシー
計算担当	chūnàyuán 出纳员	チュウナユェン
残りの金額	bùzú jīn'é 不足 金额	ブーズー ジンオァ
署名	qiānmíng 签名	チェンミン

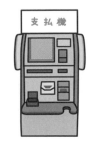

支払機

66

最重要フレーズ

⊕ nín de zhùyuànfèi shì sānshiwǔwàn rìyuán.
您 的 住院费 是　35万　日元。
ニン ダ ジュウユェンフェイ シー サンシウーワン ルィユェン。

（あなたの入院費は 35 万円です。）

⊕ qǐng zài zìdòng fùkuǎnjī shàng jìnxíng zhīfù.
请 在 自动 付款机　上　进行 支付。
チン ザイ ズードン フゥクァンジー シャン ジンシン ジーフゥ。

（自動支払機にて支払をお願いいたします。）

⊕ nín de zhùyuànfèi hái wèi quèdìng.
您 的 住院费 还 未 确定。
ニン ダ ジュウユェンフェイ ハイ ウェイ チュエディン。

（あなたの入院費はまだ確定していません。）

重要ポイント

　入院費用が確定しておらず、精算することができない場合のために、クレジットカード決済の方法について説明できるようにしましょう。
（※入院時に、クレジットカードによる入院費用支払いの申込みをしている場合）

⊕10日前後で登録のクレジットカードで決済いたします。
dàyuē shí tiān zuǒyòu , wǒmen huì tōngguò nín dēngjì
大约 十 天 左右，我们 会 通过 您 登记
de xìnyòngkǎ jìnxíng jiésuàn .
的 信用卡 进行 结算。
ダーユエ シー ティェン ズオヨウ，ウオメン ホイ トングオ ニン ドンジー ダ シンヨンカー ジンシン ジエスアン。

⊕決済後、領収書を登録の住所に送付します。
jiésuàn hòu , wǒmen huì jiāng fāpiào yóujìdào
结算 后，我们 会 将 发票 邮寄到
nín dēngjì de zhùzhǐ .
您 登记 的 住址。
ジエスアン ホウ，ウオメン ホイ ジャン ファーピァオ ヨウジー ダオ ニン ドンジー ダ ジュウジー。

⊕領収書を送付する住所はこちらでよろしいですか?
fāpiào yóujì dìzhǐ shì zhège , duì ma ?
发票 邮寄 地址 是 这个，对 吗?
ファーピァオ ヨウジー ディジー シー ジョアガ ディジー，ドゥイ マ?

Date ◺◺◺◺◺

退院時

基本

☐ ご用は何ですか?

yǒu shénme kěyǐ bāng nín de ma?
有 什么 可以 帮 您 的 吗?

 明日退院する予定です。

wǒ yào míngtiān chūyuàn.
我 要 明天 出院。

 どのように会計を済ませればよいですか?

wǒ gāi zěnme bànlǐ jiézhàng shǒuxù ne?
我 该 怎么 办理 结账 手续 呢?

☐ 診察券を見せてください。

qǐng chūshì zhěnliáokǎ.
请 出示 诊疗卡。

☐ 確認のため、リストバンドを見せていただけますか?

wèile quèrèn, néng gěi wǒ kànkan
为了 确认，能 给 我 看看
wàntào ma?
腕套 吗?

☐ ありがとうございます。少々お待ちください。

xièxie. qǐng shāo děng.
谢谢。请 稍 等。

入院費用を伝える

☐ あなたの入院費は 35 万円です。

nín de zhùyuànfèi shì sānshiwǔwàn rìyuán.
您 的 住院费 是 35万 日元。

支払方法を確認する

☐ お支払方法はどうなさいますか?
クレジットカードで行いますか?
それとも現金で行いますか?

nín xuǎnzé shénme zhīfù fāngshì?
您 选择 什么 支付 方式?
yòng xìnyòngkǎ zhīfù ma?
用 信用卡 支付 吗?
háishi yòng xiànjīn zhīfù ma?
还是 用 现金 支付 吗?

 クレジットカードにします。

wǒ yòng xìnyòngkǎ zhīfù.
我 用 信用卡 支付。

□ では、自動支払機にて支払いをお願いいたします。

nàme , qǐng zài zìdòng fùkuǎnjī shàng
那么，请 在 自动 付款机 上
jìnxíng zhīfù .
进行 支付。

□ （こちらのキーパッドへ）クレジットカードの暗証番号を入力してください。

(qǐng zài zhège jiànpán shàng) shūrù
（请 在 这个 键盘 上）输入
xìnyòngkǎ de mìmǎ .
信用卡 的 密码。

わかりました。

hǎo de .
好 的。

□ これが領収書です。

zhè shì fāpiào .
这 是 发票。

ありがとうございました。

xièxie .
谢谢。

バリエーション

次回来院時に支払い可能であることを伝える

□ あなたの入院費はまだ確定していません。

nín de zhùyuànfèi hái wèi quèdìng .
您 的 住院费 还 未 确定。

□ 登録された電話番号に入院費を連絡することもできます。

wǒmen yě kěyǐ tōngguò nín dēngjì de
我们 也 可以 通过 您 登记 的
diànhuà hàomǎ gàosu nín zhùyuànfèi .
电话 号码 告诉 您 住院费。

□ 次回外来受診時には確定していると思います。

wǒ xiǎng xiàcì ménzhěn shí ,
我 想 下次 门诊 时，
fèiyong yīnggāi yǐjīng quèdìng le .
费用 应该 已经 确定 了。

□ その時にお支払いください。

qǐng zài nà shíhou zhīfù .
请 在 那 时候 支付。

□ 10日前後で登録のクレジット
カードで決済いたします。

dàyuē shí tiān zuǒyòu, wǒmen huì tōngguò
大约 十 天 左右, 我们 会 通过
nín dēngjì de xìnyòngkǎ jìnxíng jiésuàn.
您 登记 的 信用卡 进行 结算。

□ 決済後、領収書を登録の住所に
送付します。

jiésuàn hòu, wǒmen huì jiāng fāpiào yóujì dào
结算 后, 我们 会 将 发票 邮寄到
nín dēngjì de zhùzhǐ.
您 登记 的 住址。

□ 領収書を送付する住所はこの住
所でよろしいですか?

fāpiào yóujì dìzhǐ shì zhège, duì ma?
发票 邮寄 地址 是 这个, 对 吗?

はい。

duì de.
对 的。

□ 預かり証を持参してください。

qǐng bǎ yùfùjīn zhèngmíngshū dàilái.
请 把 预付金 证明书 带来。

□ 預かり証を紛失している場合は、
身分証明書を持参してください。

rúguǒ yùfùjīn zhèngmíngshū diūshī de
如果 预付金 证明书 丢失 的
huà, qǐng bǎ shēnfèn zhèngjiàn dàilái.
话, 请 把 身份 证件 带来。

□ 保証金を預けておきたくない場
合は、クレジットカードを登録し
てください。

rúguǒ bù xiǎng yùjiāo bǎozhèngjīn,
如果 不 想 预交 保证金,
qǐng dēngjì xìnyòngkǎ.
请 登记 信用卡。

領収書の明細をいただけま
すか?

néngfǒu gěi wǒ fāpiào míngxì (shōujù).
能否 给 我 发票 明细 (收据)。

□ 計算担当に確認いたします。
少々お待ちください。

wǒ gēn chūnàyuán quèrèn. qǐng shāo děng.
我 跟 出纳员 确认。 请 稍 等。

支払いができない場合の支払い方法を伝える

[支払いが 35 万円であることを伝える]

 高額すぎて本日お支払いができません。

fèiyong tài gāo le , wǒ jīntiān wúfǎ zhīfù .
费用 太 高 了，我 今天 无法 支付。

☐ 本日、いくら支払うことができますか?

jīntiān , nín néng zhīfù duōshao?
今天，您 能 支付 多少?

 20 万円です。

èrshiwàn rìyuán .
20 万 日元。

☐ 差し引きした残りの金額は 15 万円になります。

kòuchú zhīhòu de bùzú fèiyong wéi shíwǔ wàn rìyuán .
扣除 之后 的 不足 费用 为 15 万 日元。

☐ この部分に署名をしてください。

qǐng zài zhè bùfèn shàng qiānmíng .
请 在 这 部分 上 签名。

 どうぞ。

gěi nín .
给 您。

☐ 次回はいつ来院されますか?

xiàcì nín shénme shíhou lái yīyuàn ?
下次 您 什么 时候 来 医院?

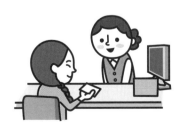

Ⅰ 受付事務 5-①…検診窓口
（来所時・受付時・ロッカー案内）

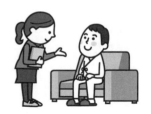

　検診や人間ドックに来られる方々は病気を治療する「患者さん」ではないので、「受診者さん」としての接遇がポイントです。検診前は必要書類や持参検体の確認、検査内容や予定を伝えるなどの作業が重なるため、漏れのない手続きが求められます。

場面　〜 受診者さんが検診に訪れました 〜

□身分証明等を確認する	□同意書等を確認する	□検査予約内容を確認する	□ロッカーに案内する	□貴重品の取り扱いについて説明する

語彙

運転免許証	jiàzhào 驾照	ジャアジャオ
顔写真	zhèngjiànzhào 证件照	ジョンジェンジャオ
尿検体	niàoyè yàngběn 尿液 样本	ニァオイエ ヤンベン
便検体	fènbiàn yàngběn 粪便 样本	フェンビェン ヤンベン
検尿する	niàoyè jiǎnchá 尿液 检查	ニァオイエ ジェンチャア
検査結果	jiǎnchá jiéguǒ 检查 结果	ジェンチャア ジエグオ
ロッカー室	gēngyīshì 更衣室	ゴンイーシー
空いているロッカー	kōng de chǔwùguì（guìzi） 空 的 储物柜（柜子）	コン ダ チュウーグイ（グイズ）
検査着	jiǎncháfú 检查服	ジェンチャアフウ
貴重品	guìzhòng wùpǐn 贵重 物品	グイジョン ウーピン

⊕ zǎoshàng hǎo. qǐng gàosu wǒ nín de xìngmíng.
早上 好。请 告诉 我 您的 姓名。
ザオシャン ハオ。チン ガオス ウオ ニン ダ シンミン。
（おはようございます。お名前を教えてください。）

⊕ wǒ lái quèrèn yíxià nín de chūshēng niányuèrì yǔ zhèngjiànzhào.
我 来 确认 一下 您 的 出生 年月日 与 证件照。
ウオ ライ チュエレン イーシァ ニン ダ チュウションニェンユエルィ ユィ ジォンジェンジャオ。
（生年月日と顔写真の確認をいたします。）

⊕ zhè shì jīntiān jiǎnchá yùyuē nèiróng de quèrèn.
这 是 今天 检查 预约 内容 的 确认。
qǐng quèrèn nèiróng shìfǒu zhèngquè.
请 确认 内容 是否 正确。
ジョア シー ジンティエン ジェンチャア ユイユエ ネイロン ダ チュエレン。チン チュエレン ネイロン
シーフォウ ジョンチュエ。
（本日の検査予約内容の確認です。正しい内容となっているかご確認ください。）

重要ポイント

持参資料が足りない場合など、「その場合はどうしたらよいのか」を明確に指示できるように練習しましょう。

⊕検体はもう1本ありますか?

nín hái yǒu lìngwài yí gè yàngběn ma?
您 还 有 另外 一 个 样本 吗?
ニン ハイ ヨウ リンワイ イー ガ ヤンベン マ?

⊕1週間以内にお届けください。

qǐng zài yì zhōu yǐnèi náguòlái.
请 在 一 周 以内 拿过来。

⊕準備が整ったら、ロビーでお待ちください。担当看護師がお伺いします。

zhǔnbèihǎo zhīhòu, qǐng zài dàtīng děnghòu.
准备好 之后，请 在 大厅 等候。
dāndāng de hùshi huì guòlái.
担当 的 护士 会 过来。
ジュンベイ ハオ ジーホウ，チン ザイ ダーティン ドンホウ。

来所時

基本

☐ おはようございます。お名前を
教えてください。

zǎoshàng hǎo. qǐng gàosu wǒ nín de
早上 好。请 告诉 我 您 的
xìngmíng.
姓名。

 許 浩宇です。

wǒ jiào Xu Hàoyǔ.
我 叫 許 浩宇。

☐ これが、あなたの番号札です。

zhè shì nín de hàomǎpái.
这 是 您 的 号码牌。

☐ ロビーでお待ちください。

qǐng zài dàtīng děnghòu.
请 在 大厅 等候。

受付時

基本

☐ お待たせいたしました。

ràng nín jiǔ děng le.
让 您 久 等 了。

☐ こちらにおいでください。

qǐng dào zhèlǐ lái.
请 到 这里 来。

☐ 番号札をいただけますか?

néng gěi wǒ nín de hàomǎpái ma?
能 给 我 您 的 号码牌 吗?

診察券を確認する

☐ 当院を受診するのは初めてです
ね?

nín shì dì yī cì zài běnyuàn jiùzhěn ma?
您 是 第 一 次 在 本院 就诊 吗?

☐ こちらが診察券です。

zhè shì zhěnliáokǎ.
这 是 诊疗卡。

身分証明等を確認する

☐ パスポートか運転免許証を拝見いたします。

qǐng chūshì nín de hùzhào huò jiàzhào.
请 出示 您 的 护照 或 驾照。

☐ 生年月日と顔写真の確認をいたします。

wǒ lái quèrèn yíxià nín de
我 来 确认 一下 您 的
chūshēng niányuèrì yǔ zhèngjiànzhào.
出生 年月日 与 证件照。

☐ 診察券は検査終了後にお渡しいたします。

zài jiǎnchá zhīhòu, wǒmen huì jiāng
在 检查 之后，我们 会 将
zhěnliáokǎ jiāohuángěi nín.
诊疗卡 交还给 您。

同意書・採尿等を受け取る

☐ 問診票、胃カメラの同意書、生検の同意書をご提出ください。

qǐng tíjiāo wènzhěnbiǎo、 wèijìng
请 提交 问诊表、 胃镜
tóngyìshū、 huózǔzhī jiǎnchá tóngyìshū.
同意书、 活组织 检查 同意书。

☐ 同意書に署名がないようなので、こちらにご署名ください。

tóngyìshū shàng hái méi qiānmíng,
同意书 上 还没 签名，
qǐng zài zhèlǐ qiānmíng.
请 在 这里 签名。

☐ 採尿、採便をご提出ください。

qǐng tíjiāo niàoyè yàngběn、
请 提交 尿液 样本、
fènbiàn yàngběn.
粪便 样本。

☐ 検尿は何時に採取されましたか?

niàoyè yàngběn shì zài shénme shíhou
尿液 样本 是 在 什么 时候
cǎijí de?
采集 的?

検査予約内容・スケジュールを確認する

☐ 住所、名前、生年月日が正しいか確認してください。

qǐng quèrèn nín de zhùzhǐ、 xìngmíng、
请 确认 您 的 住址、 姓名、
chūshēng niányuèrì shìfǒu zhèngquè.
出生 年月日 是否 正确。

□ ご希望の住所に検査結果をお送りいたします。

wǒmen huì jiāng jiǎnchá jiéguǒ yóujìdào
我们 会 将 检查 结果 邮寄到
nín zhǐdìng de zhùzhǐ
您 指定 的 住址。

□ 本日の検査予約内容の確認です。正しい内容となっているかご確認ください。

zhè shì jīntiān jiǎnchá yùyuē nèiróng
这 是 今天 检查 预约 内容
de quèrèn. qǐng quèrèn nèiróng
的 确认。 请 确认 内容
shìfǒu zhèngquè.
是否 正确。

□ 本日の検査スケジュールはこのようになっております。

jīntiān de jiǎnchá ānpái rúxià.
今天 的 检查 安排 如下。

ロッカーへ案内する

□ ロッカー室にご案内いたします。

wǒ dài nín qù gēngyīshì.
我 带 您 去 更衣室。

バリエーション

持参物が足りない場合の対応方法を伝える

□ 検体はもう1本ありますか?

nín hái yǒu lìngwài yí ge yàngběn ma?
您 还 有 另外 一 个 样本 吗?

□ 1週間以内にお届けください。

qǐng zài yì zhōu yǐnèi náguòlái.
请 在 一 周 以内 拿过来。

🔊 file・15 →58　　　　Date ⟋⟋⟋⟋⟋

ロッカー案内

基本

□ こちらがロッカー室です。

zhè shì gēngyīshì.
这 是 更衣室。

□ 空いているロッカーをご利用ください。

qǐng shǐyòng kōng de chǔwùguì (guìzi).
请 使用 空 的 储物柜(柜子)。

検査着へ着替えてもらう

☐ こちらが検査着です。

zhè shì jiǎncháfú .
这 是 检查服。

☐ これに着替えてください。

qǐng gēnghuàn zhè jiàn yīfu .
请 更换 这件 衣服。

☐ 下着はそのままでかまいません。

nèiyī búyòng gēnghuàn .
内衣 不用 更换 。

スリッパの位置を伝える

☐ スリッパはロッカーにございます。

tuōxié zài chǔwùguì zhōng .
拖鞋 在 储物柜 中 。

☐ 靴はロッカーに入れ、スリッパをご利用ください。

qǐng bǎ xiézi fàngjìn chǔwùguì zhōng ,
请 把 鞋子 放进 储物柜 中 ,
shǐyòng tuōxié .
使用 拖鞋。

☐ 靴下は、はいたままで結構です。

wàzi kěyǐ jiù zhèyàng chuānzhe .
袜子 可以 就 这样 穿着 。

トイレの場所を伝える

☐ トイレは、出たところにあります。

xǐshǒujiān zài chūlái de dìfang .
洗手间 在 出来 的 地方。

☐ 準備が整ったら、ロビーでお待ちください。

zhǔnbèihǎo zhīhòu , qǐng zài dàtīng
准备好 之后，请 在 大厅
děnghòu .
等候。

☐ 担当看護師がお伺いします。

dāndāng de hùshi huì guòlái .
担当 的 护士 会 过来。

バリエーション

外してもらうものを説明する（女性の場合）

☐ パンティーストッキングは、脱いでください。

qǐng tuōxià liánkùwà .
请 脱下 连裤袜。

☐ ボディースーツ、ブラジャーは脱いでください。

qǐng tuōxià jǐnshēn yīkù 、 xiōngzhào.
请 脱下 紧身 衣裤、 胸罩 。

☐ Tシャツと靴下をご用意しております。

wǒmen zhǔnbèile Txù hé wàzi.
我们 准备了 T 恤 和 袜子。

☐ ネックレスは外してください。

qǐng zhāixià xiàngliàn.
请 摘下 项链 。

 貴重品の管理方法を伝える

貴重品は、どこに置きますか?

guìzhòng wùpǐn fàngzài nǎlǐ ?
贵重 物品 放在 哪里?

☐ ロッカーに入れていただき、鍵をかけてご自分で管理してください。

qǐng fàngzài chǔwùguì lǐ shàngsuǒ,
请 放在 储物柜 里 上锁 ,
zìjǐ bǎoguǎn.
自己 保管。

 携帯電話の携帯方法について伝える

携帯電話は、持っていてもいいですか?

shǒujī kěyǐ xiédài ma ?
手机 可以 携带 吗?

☐ 持っていてもかまいませんが、マナーモードに設定してください。

kěyǐ , dànshì qǐng shèzhiwéi jìngyīn
可以,但是 请 设置为 静音
móshì.
模式。

●新型コロナウィルス感染症（COVID-19）関連単語

新型コロナウィルス感染症に関するいくつかの代表的な単語を中国語で学びましょう。

PCR検査	PCR jiǎncè PCR 检测	解熱剤	tuìshāoyào tuìrèyào 退烧药／退热药
抗原検査	kàngyuán jiǎncè 抗原 检测	陽性	yángxìng 阳性
唾液検査	tuòyè jiǎncè 唾液 检测	陰性	yīnxìng 阴性
自宅用PCR 検査キット	jiāyòng PCR 家用PCR jiǎncè shìjìhé 检测试 剂盒	3密（3C）	sān mì mìjí dìfang 3 密（密集 地方 mìqiè jiēchù mìbì kōngjiān 密切 接触 密闭 空间）
		ソーシャル ディスタンス	shèjiāo jùlí 社交 距离

来院される患者さんに向けての院内掲示の例

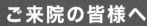

ご来院の皆様へ
ー感染対策のご案内ー

以下の症状がありましたらお申出ください。
Please let us know if you have any of the following symptoms.
如果您有以下任何症状，请告诉我们。

10日以内の症状　Symptoms within 10 days／10天内的症状

① 37.0度以上の発熱（はつねつ）がある
Having a fever of 37℃ or higher／发烧 超过 37.0 度

② 咳が出る
Having a cough／咳嗽

③ 感冒症状がある（鼻水・咽頭痛・頭痛）
Having cold symptoms (runny nose／sore throat／headache)
有感冒症状（流鼻涕、咽喉痛、头痛）

7日以内の状態　Condition within 7 days／7天内状况

④ 新型コロナウイルス感染症の人に接した
Having contracted a person with COVID-19
接触过感染 COVID-19 的人

無症状であっても新型コロナ感染症に係る濃厚接触者の待機期間中、帰国・入国の自宅待機期間中の方のご来院はお控えください。
Even if you are asymptomatic, please refrain from visiting the hospital during the waiting period for close contacts of COVID-19 or during the period of staying at home after returning to Japan or entering Japan.
即使没有症状，新型冠状病毒感染症密切接触者的等待期间以及回国、入境后的在家等待期间的人士，请不要来医院。

I 受付事務 5-②···検診窓口
（終了時）

検診後は結果の通知方法や会計手続を伝える必要があります。結果によっては受診が必要となるケースもあるため、受診に関する情報も合わせて提供します。

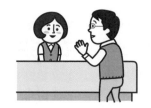

場面 〜 患者さんが検診を終えました 〜

| □ 仮結果表を渡す | □ 医師との面談について伝える | □ 支払方法を伝える | □ 受診予約の方法を伝える | □ 駐車券の割引サービスを伝える |

語彙

仮の結果票	línshí de jiéguǒbiǎo 临时 的 结果表	リンシー ダ ジエグオビアオ
正式な結果票	zhèngshì de jiéguǒbiǎo 正式 的 结果表	ジョンシー ダ ジエグオビアオ
日本で発行された クレジットカード	Rìběn guónèi fāxíng de xìnyòngkǎ 日本 国内 发行 的 信用卡	ルイベン グオネイ ファーシン ダ シンヨンカー
初診予約	chūzhěn yùyuē 初诊 预约	チュウジェン ユィユエ
予約センター	yùyuē zhōngxīn 预约 中心	ユィユエ ジョンシン
連絡先	liánxì fāngshì 联系 方式	リェンシー ファンシー
診察券の裏側	zhěnliáokǎ de bèimiàn 诊疗卡 的 背面	ジェンリアオカー ダ ベイミェン
駐車券	tíngchēquàn 停车券	ティンチョアチュエン
1階	yī lóu 1 楼	イー ロウ
割引	yōuhuì 优惠	ヨウホイ

最重要フレーズ

zhèngshì de jiéguǒbiǎo gǎitiān jiāng huì yóujìgěi nín.
⊕ 正式 的 结果表 改天 将 会 邮寄给 您。
ジョンシ ダ ジエグオビアオ ガイティェン ジャン ホイ ヨウジー ゲイ ニン。

（正式な結果表は後日お送りいたします。）

dàgài sān zhōu hòu huì sòngdá.
⊕ 大概 3 周 后 会 送达。
ダーガイ サンジョウ ホウ ホイ ソンダー。

（だいたい3週間後に届く予定です。）

jīntiān nín xīnkǔ le.
⊕ 今天 您 辛苦 了。
ジンティェン ニン シンクー ラ。

（本日はお疲れさまでした。）

重要ポイント

精算方法に関連するフレーズは、非常に重要です。スムーズにご案内できるように練習しましょう。

➕ 会計は1階8番窓口の自動支払機で行ってください。

jiézhàng qǐng zài yī lóu bā hào chuāngkǒu de zìdòng
结账 请 在 1 楼 8 号 窗口 的 自动
fùkuǎnjī shàng jìnxíng.
付款机 上 进行。

ジエジャン チン ザイ イー ロウ バー ハオ チュアンコウ ダ ズードン フゥクァンジー シャン ジンシン。

➕ この診察券を機械に入れてください。

qǐng bǎ zhè zhāng zhěnliáokǎ chārù jīqì.
请 把 这 张 诊疗卡 插入 机器。

チン バー ジョアジャン ジェンリァオカー チャアルゥ ジーチー。

➕ 現金あるいは、日本で発行されたクレジットカードでの利用が可能です。

kěyǐ shǐyòng xiànjīn huòzhě Rìběn guónèi fāxíng de
可以 使用 现金 或者 日本 国内 发行 的
xìnyòngkǎ.
信用卡。

カーイー シーヨン シェンジン フオジョア ルイベン グオネイ ファーシン ダ シンヨンカー。

➕ 銀行振替用紙をご用意いたします。

wǒ gěi nín zhǔnbèi yínháng zhuǎnzhàngdān.
我 给 您 准备 银行 转账单 。

ウオ ゲイ ニン ジュンベイ インハン ジュアンジャンダン。

81

終了時

基本

仮結果票、同意書の控えを渡す

☐ 楊さん、お待たせいたしました。

Yáng nǚshì , ràng nín jiǔ
楊 女士，让 您 久
děng le .
等 了。

※男性敬称は「先生」、女性敬称は「女士」を使う。

☐ 受付窓口に来てください。

qǐng dào jiēdài chuāngkǒu .
请 到 接待 窗口 。

☐ 仮の結果票と、胃カメラの同意
書の控えです。

zhè shì línshí de jiéguǒbiǎo hé wèijìng
这 是 临时 的 结果表 和 胃镜
tóngyìshū de cúngēn .
同意书 的 存根。

検査結果の郵送について伝える

☐ 正式な結果票は後日お送りいた
します。

zhèngshì de jiéguǒbiǎo gǎitiān jiāng huì
正式 的 结果表 改天 将 会
yóujìgěi nín .
邮寄给 您。

☐ だいたい3週間後に届く予定です。

dàgài sān zhōu hòu huì sòngdá .
大概 3 周 后 会 送达。

医師との面談が可能であることを伝える

☐ 正式な結果表を受け取った後、
希望があれば、医師との面談を
予約できます。

shōudào zhèngshì de jiéguǒbiǎo zhīhòu ,
收到 正式 的 结果表 之后，
rúguǒ nín xīwàng gēn yīshēng miàntán ,
如果 您 希望 跟 医生 面谈，
kěyǐ jìnxíng yùyuē .
可以 进行 预约。

メールアドレスを伝える

☐ このアドレスにメールしてください。

qǐng fā yóujiàn dào zhège yóuxiāng .
请 发 邮件 到 这个 邮箱。

☐ 診察券をお渡しいたします。

zhè shì nín de zhěnliáokǎ.
这 是 您 的 诊疗卡。

支払方法を伝える

☐ 会計は１階８番窓口の自動支払機で行ってください。

jiézhàng qǐng zài yī lóu bā hào chuāngkǒu
结账 请 在 1 楼 8 号 窗口
de zìdòng fùkuǎnjī shàng jìnxíng.
的 自动 付款机 上 进行。

☐ この診察券を機械に入れてください。

qǐng bǎ zhè zhāng zhěnliáokǎ chārù jīqì.
请 把 这 张 诊疗卡 插入 机器。

☐ 現金あるいは、日本で発行されたクレジットカードでの利用が可能です。

kěyǐ shǐyòng xiànjīn huòzhě Rìběn guónèi
可以 使用 现金 或者 日本 国内
fāxíng de xìnyòngkǎ.
发行 的 信用卡。

現金も、日本で発行されたクレジットカードも持っていません。

wǒ méiyǒu xiànjīn, yě méiyǒu Rìběn guónèi
我 没有 现金，也 没有 日本 国内
fāxíng de xìnyòngkǎ.
发行 的 信用卡。

☐ わかりました。銀行振替用紙をご用意いたします。

míngbai le. wǒ gěi nín zhǔnbèi yínháng
明白 了。我 给 您 准备 银行
zhuǎnzhàngdān.
转账单。

☐ ロビーでお待ちください。

qǐng zài dàtīng děnghòu.
请 在 大厅 等候。

☐ 本日はお疲れ様でした。

jīntiān nín xīnkǔ le.
今天 您 辛苦 了。

☐ 気をつけてお帰りください。

huíjiā lùshàng qǐng zhùyì ānquán.
回家 路上 请 注意 安全。
mànzǒu.
慢走。

□ 担当医師が皮膚科への紹介状を書いています。

dāndāng yīshēng zhèngzài xiěgěi pífūkē
担当 医生 正在 写给 皮肤科
de jièshàoxìn .
的 介绍信。

□ 1階の5番窓口で、初診予約をお取りください。

qǐng zài yī lóu wǔ hào chuāngkǒu jìnxíng
请 在 1 楼 5 号 窗口 进行
chūzhěn yùyuē .
初诊 预约。

今は、自分のスケジュールがわかりません。

xiànzài wǒ hái bù qīngchu zìjǐ de ānpái .
现在 我 还 不 清楚 自己 的 安排。

□ 予約センターに電話をして診察予約を取ることも可能です。

nín yě kěyǐ tōngguò diànhuà yùyuē
您 也 可以 通过 电话 预约
zhōngxīn wánchéng zhěnliáo de yùyuē .
中心 完成 诊疗 的 预约。

□ 予約センターの連絡先は、診察券の裏側に記載されています。

yùyuē zhōngxīn de liánxì fāngshì
预约 中心 的 联系 方式
jìzǎizài zhěnliáokǎ de bèimiàn .
记载在 诊疗卡 的 背面。

□ 駐車券はお持ちですか?

nín yǒu tíngchēquàn ma ?
您 有 停车券 吗?

□ 駐車券は1階の受付で割引を受けることができます。

nín kěyǐ zài yī lóu jiēdàichù lǐngqǔ
您 可以 在 1 楼 接待处 领取
tíngchē yōuhuìquàn .
停车 优惠券。

84

● 東大病院の主な施設・設備名称

総合案内	综合 咨询　zōnghé zīxún
初診窓口	初诊 窗口　chūzhěn chuāngkǒu
再診窓口	复诊 窗口　fùzhěn chuāngkǒu
予約窓口	预约 窗口　yùyuē chuāngkǒu
計算窓口	计算 服务 窗口　jìsuàn fúwù chuāngkǒu
会計窓口	结账 窗口　jiézhàng chuāngkǒu
医療福祉・文書窓口	医疗 福祉・证书 窗口　yīliáo fúzhǐ・zhèngshū chuāngkǒu
お薬窓口 (院内薬局)	取药 窗口 (院内 药店)　qǔyào chuāngkǒu (yuànnèi yàodiàn)
救急外来受付 (時間外受付)	急诊 接待处 (规定 时间 以外 的 接待处) jízhěn jiēdàichù (guīdìng shíjiān yǐwài de jiēdàichù)
X線撮影受付	X 光 拍摄 接待处　Xguāng pāishè jiēdàichù
MRI 受付	核磁 共振 成像 接待处　hécí gòngzhèn chéngxiàng jiēdàichù
シンチグラム受付	闪烁 扫描 接待处　shǎnshuò sǎomiáo jiēdàichù
放射線治療受付	放射 治疗 接待处　fàngshè zhìliáo jiēdàichù
採血・採尿受付	抽血、尿液 采集 接待处　chōuxuè・niàoyè cǎijí jiēdàichù
生理検査受付	生理 检查 接待处　shēnglǐ jiǎnchá jiēdàichù
内視鏡受付	内窥镜 接待处　nèikuījìng jiēdàichù
血液浄化療法部	血液 净化 疗法部　xuèyè jìnghuà liáofǎbù
分娩室	分娩室　fēnmiǎnshì
栄養相談室	营养 咨询室　yíngyǎng zīxúnshì
検診部 (人間ドック)	体检部 (综合 体检)　tǐjiǎnbù (zōnghé tǐjiǎn)
地域医療連携部	地区 医疗 合作部　dìqū yīliáo hézuòbù
入退院センター	住院 出院 中心　zhùyuàn chūyuàn zhōngxīn
防災センター・警備室	防灾 中心・警卫室　fángzāi zhōngxīn・jǐngwèishì
喫茶・コーヒーショップ	茶馆・咖啡店　cháguǎn・kāfēidiàn
食堂・レストラン	食堂・餐厅　shítáng・cāntīng
売店・コンビニエンスストア	小卖部・便利店　xiǎomàibù・biànlìdiàn
郵便局	邮局　yóujú
理髪店	理发店　lǐfàdiàn
ラウンジ	休息室　xiūxishì
院内学校	院内 学校　yuànnèi xuéxiào
多機能トイレ	多功能 洗手间　duōgōngnéng xǐshǒujiān
公衆電話	公用 电话　gōngyòng diànhuà
授乳室	哺乳室　bǔrǔshì
コインロッカー	投币 储物柜　tóubì chǔwùguì
エレベーター	电梯　diàntī
階段	楼梯　lóutī
テラス・休憩スペース	阳台・休息室　yángtái・xiūxishì
ATM	ATM (自动 取款机)　ATM (zìdòng qǔkuǎnjī)
駐車場	停车场　tíngchēchǎng
タクシー乗り場	出租车 上车点　chūzūchē shàngchēdiǎn
バス乗り場	公交车 上车点　gōngjiāochē shàngchēdiǎn

Ⅱ 看護師　1-①…外来（問診）

医師の診療前でも、具合の悪そうな患者さんには声を掛けて訴え・症状を聞き、対応の緊急性や感染症疑いの場合は隔離する等の判断をするなど、適切な対応をすることが看護師の重要な役割です。

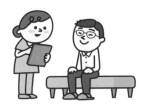

場面　～ 患者さんに問診します ～

| □ 痛みの程度を確認する | □ 吐き気等の症状を確認する | □ 喉の痛み、咳について確認する | □ 歩行の可否を確認する | □ 胸の痛みの有無を確認する |

語彙

吐く	ǒutù 呕吐	オウトゥー
食事	shíwù 食物	シーウー
頭痛	tóutòng 头痛	トウトン
喉の痛み	hóulóngtòng 喉咙痛	ホウロントン
咳	késou 咳嗽	カーソウ
腫れる	fúzhǒng 浮肿	フゥジョン
胸痛	xiōngtòng 胸痛	シィォントン
締め付けられるような痛み	xiàng bèi lēijǐn 像 被 勒紧 yíyàng téngtòng 一样 疼痛	シァン ベイ レイジン イーヤント トントン
脈打つような痛み	jìdòngxìng téngtòng 悸动性 疼痛	ジードンシン トントン

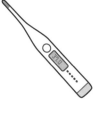

最重要フレーズ

nín nǎlǐ téngtòng? nín zěnme le ?
➕ 您 哪里 疼痛 ？您 怎么 了？
ニン ナーリー トントン？ ニン ゼンマ ラ？
（どこか痛みますか？ どうなさいましたか？）

téngtòng yǒu méiyǒu kuòsàn ?
➕ 疼痛 有 没有 扩散 ？
トントン ヨウ メイヨウ クオサン？
（痛みは広がっていますか？）

yǒu tóutòng xiànxiàng ma ? tóutòng ma ?
➕ 有 头痛 现象 吗？头痛 吗？
ヨウ トウトン シェンシアン マ？ トウトン マ？
（頭痛はありますか？）

yǒu fārè xiànxiàng ma ? fāshāo ma ?
➕ 有 发热 现象 吗？发烧 吗？
ヨウ ファールァ シェンシアン マ？ ファーシャオ マ？
（熱はありますか？）

ǒutùle zěnyàng de dōngxi ? ǒutùle duōshao ?
➕ 呕吐了 怎样 的 东西 ？呕吐了 多少 ？
オウトゥー ラ ゼンヤン ダ ドンシ？ オウトゥー ラ ドゥオシャオ？
（どのようなものを吐きましたか？ どれくらい吐きましたか？）

重要ポイント

「どうなさいましたか？」にはじまる一連の症状の確認フレーズは、日本語で問診するのと同じくらいスムーズに言えるよう、"動きながら"音読しましょう。

➕ どうなさいましたか？

nín zěnme le ?
您 怎么 了？
ニン ゼンマ ラ？

➕ 他に変わった症状はありますか？

nín yǒu méiyǒu qítā yìcháng zhèngzhuàng?
您 有 没有 其他 异常 症状 ？
ニン ヨウ メイヨウ チーター イー チャン ジョンジュアン？

➕ こちらの足を曲げることはできますか？

zhèbiān de tuǐ nénggòu wānqū ma ?
这边 的 腿 能够 弯曲 吗？
ジョアビェン ダ トゥイ ノンゴウ ワンチュイ マ？

➕ 胸のどのような痛みですか？

xiōngbù shì zěnyàng de téngtòng?
胸部 是 怎样 的 疼痛？
シィォンブー シー ゼンヤン ダ トントン？

問診

(⇒第4章 イラスト②③④参照)

基本

- [ ] どうなさいましたか？

nín zěnme le ?
您 怎么 了？

- [ ] 熱はありますか？

nín yǒu fārè xiànxiàng ma ?
您 有 发热 现象 吗？

痛みの程度、開始時期、間隔を確認する

- [ ] どこが痛みますか？ どうなさい
ましたか？

nǎlǐ téngtòng? nín zěnme le ?
哪里 疼痛？您 怎么 了？

- [ ] いつから痛いですか？

shénme shíhou kāishǐ yǒu zhè zhǒng
什么 时候 开始 有 这 种
téngtòng de ?
疼痛 的？

- [ ] 痛みは強くなっていますか？

téngtòng jiāqiáng le ma ?
疼痛 加强 了 吗？

- [ ] 痛みは強くなったり弱くなったり
しますか？

téngtòng yǒu méiyǒu yǒushí jiāqiáng
疼痛 有 没有 有时 加强
yǒushí jiǎnruò ?
有时 减弱？

- [ ] 他に変わった症状はありますか？

yǒu méiyǒu qítā yìcháng zhèngzhuàng?
有 没有 其他 异常 症状 ？

吐き気・頭痛の有無、吐いたものの種類・量などを確認する

- [ ] 吐き気はありますか？

yǒu ěxin zhèngzhuàng ma ? ěxin ma ?
有 恶心 症状 吗？/ 恶心 吗？

- [ ] 最後に食べた食事はなんですか？

zuìhòu chī de shíwù shì shénme ?
最后 吃 的 食物 是 什么？

- [ ] どのようなものを吐きましたか？

ǒutùle zěnyàng de dōngxī ?
呕吐了 怎样 的 东西？

- [ ] どれくらい吐きましたか？

ǒutùle duōshao?
呕吐了 多少？

- [ ] 血液を吐きましたか？

yǒu méiyǒu tùxiě ?
有 没有 吐血？

- [ ] 頭痛はありますか？

yǒu tóutòng xiànxiàng ma ? tóutòng ma ?
有 头痛 现象 吗？/ 头痛 吗？

☐ 喉は痛いですか？

hóulóng tòng ma？
喉咙 痛 吗？

☐ 咳は出ますか？

yǒu késou xiànxiàng ma？　késou ma？
有 咳嗽 现象 吗？／咳嗽 吗？

☐ こちらの足を曲げることはできますか？

zhèbiān de tuǐ nénggòu wānqū ma？
这边 的 腿 能够 弯曲 吗？

☐ 歩けますか？

néng zǒulù ma？
能 走路 吗？

☐ 腫れていますか？

yǒu fúzhǒng xiànxiàng ma？
有 浮肿 现象 吗？／

yǒu fúzhǒng ma？　yǒu zhǒngzhàng ma？
有 浮肿 吗？／有 肿胀 吗？

☐ 胸のどのような痛みですか？

xiōngbù shì zěnyàng de téngtòng？
胸部 是 怎样 的 疼痛？

☐ 痛みは広がっていますか？

téngtòng yǒu méiyǒu kuòsàn？
疼痛 有 没有 扩散？

☐ 締め付けられるような痛みですか？

xiàng bèi lēijǐn yíyàng de téngtòng ma？
像 被 勒紧 一样 的 疼痛 吗？

☐ 脈打つような痛みですか？

jìdòngxìng téngtòng ma？
悸动性 疼痛 吗？

89

Ⅱ 看護師 1-②…外来
（遅延案内）

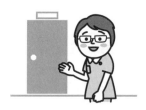

　看護師の業務は多種多様ですが、特に外来では予約制でも生じがちな待ち時間への配慮は大切です。体調不良の中で順番を待つことは誰しも不安になるので、やむを得ない状況が生じていることや待ち時間の目安等の説明をするよう心掛けています。

場面 ～ 患者さんが診察を待っています ～

| □遅延を伝える | □すぐにご案内できないことを伝える | □現状を伝える | □次の検査に向かうように伝える | □呼び出しの仕組みを伝える |

語彙

遅らせる	yánchí 延迟	イェンチー
緊急の対応	jǐnjí yìngduì 紧急 应对	ジンジー インドゥイ
診察時間	zhěnliáo shíjiān 诊疗 时间	ジェンリァオ シージェン
診療内容	zhěnliáo nèiróng 诊疗 内容	ジェンリァオ ネイロン
只今	xiànzài 现在	シェンザイ
採血	chōuxuè 抽血	チョウシュエ
中央診療棟	zhōngyāng zhěnliáo dàlóu 中央 诊疗 大楼	ジョンヤン ジェンリァオ ダーロウ
診察室番号	zhěnshì hàomǎ 诊室 号码	ジェンシー ハオマー
呼び出しベル	hūjiàolíng 呼叫铃	フゥジャオリン
表示する	xiǎnshì 显示	シェンシー

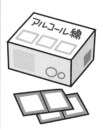

アルコール綿

⊕ xiànzài yánchíle wǔshí fēn zhōng zuǒyòu, qǐng shāo děng.
现在 延迟了 50 分 钟 左右，请 稍 等。
シェンザイ イェンチー ラ ウーシーフェン ジョン ズオヨウ, チン シャオドン。
（現在、50 分の遅れが生じております。お待ちください。）

⊕ zhěnliáo suǒ xū de shùjù hái méiyǒu dào qí, qǐng shāo děng.
诊疗 所 需 的 数据 还 没有 到齐，请 稍 等。
ジェンリァオ スオ シュイ ダ シュウジュイ ハイ メイヨウ ダオ チー, チン シャオドン。
（診察に必要なデータがまだ揃っていないので、今しばらくお待ちください。）

⊕ wǒmen wúfǎ gàozhī jǐ fēn zhōng hòu zhěnliáo.
我们 无法 告知 几 分 钟 后 诊疗。
ウオメン ウーファー ガオジー ジー フェン ジョン ホウ ジェンリァオ。
（あと何分で診察です、というご案内はできません。）

重要ポイント

診察の前にはデータが揃っていなければならないこと、一人当たりの診察時間は異なること等、「なぜ」遅れているのかを明確に説明できるようにしましょう。

⊕検査結果が出てから医師
が診察いたします。

jiǎnchá jiéguǒ chūlái zhīhòu, yīshēng jìnxíng zhěnliáo.
检查 结果 出来 之后，医生 进行 诊疗。
ジェンチャア ジエグオ チュウライ ジーホウ, イーション ジンシン ジェンリァオ。

⊕ただいま、10 時 30 分の
予約の方を診察していま
す。

xiànzài zhèngzài zhěnliáo yùyuē shíjiān wéi shí diǎn
现在 正在 诊疗 预约 时间 为 10 点
sānshí fēn de huànzhě.
30 分 的 患者。
シェンザイ ジョンザイ ジェンリァオ ユィユエ シージェン ウェイ シーディエン サンシフェン ダ ホアンジョア。

⊕1 人あたりの診察時間は、
診療内容により変わりま
す。

gēnjù zhěnliáo nèiróng bùtóng,
根据 诊疗 内容 不同，
měi rén suǒ xū de zhěnliáo shíjiān yě bùtóng.
每人 所 需 的 诊疗 时间 也 不同。
ゲンジュイ ジェンリァオ ネイロン ブートン、
メイ レン スオ シュイ ダ ジェンリァオ シージェン イエ ブートン。

遅延案内

基本

遅れが生じていることを伝える

☐ お待たせしてすみません。

duìbuqǐ, ràng nín jiǔ děng le.
对不起，让 您久 等 了。

☐ 現在、50分の遅れが生じております。

xiànzài yánchíle wǔshí fēn zhōng zuǒyòu.
现在 延迟了 50 分 钟 左右。

☐ お待ちください。

qǐng shāo děng.
请 稍 等。

☐ 本日は患者数が多く、緊急患者の対応に追われています。

jīntiān huànzhě shùliàng jiào duō, bìngqiě
今天 患者 数量 较 多，并且
wǒmen zhèngzài mángyú yìngduì jǐnjí
我们 正在 忙于 应对 紧急
huànzhě.
患者。

☐ 診察に必要なデータがまだ揃っていないので、今しばらくお待ちください。

zhěnliáo suǒ xū de shùjù hái méiyǒu
诊疗 所需 的 数据 还 没有
dào qí, qǐng shāo děng.
到 齐，请 稍 等。

☐ 1人あたりの診察時間は診療内容により変わります。

gēnjù zhěnliáo nèiróng bùtóng, měi rén
根据 诊疗 内容 不同，每 人
suǒ xū de zhěnliáo shíjiān yě bùtóng.
所需 的 诊疗 时间 也 不同。

☐ あと何分で診察です、というご案内はできません。

wǒmen wúfǎ gàozhī jǐfēn zhōng
我们 无法 告知 几分 钟
hòu zhěnliáo.
后 诊疗。

現時点で呼ばれている時間帯を伝える

☐ ただいま、10時30分の予約の方を診察しています。

xiànzài zhèngzài zhěnliáo yùyuē shíjiān
现在 正在 诊疗 预约 时间
wéi shídiǎn sānshí fēn de huànzhě.
为 10点 30 分 的 患者。

☐ あなたは3番目ぐらいです。

nín dàyuē shì dìsānwèi.
您 大约 是 第三位。

☐ 検査結果が出てから医師が診察
いたします。

jiǎnchá jiéguǒ chūlái zhīhòu,
检查 结果 出来 之后,
yīshēng jìnxíng zhěnliáo.
医生 进行 诊疗。

☐ 診察より前に中央診療棟1の2
階23番へ採血に行ってください。

zài zhěnliáo zhīqián, qǐng dào
在 诊疗 之前, 请 到
zhōngyāng zhěnliáo dàlóu yī de èr lóu
中央 诊疗 大楼 1 的 2 楼
èrshiān hào chuāngkǒu chōuxuè.
23 号 窗口 抽血。

☐ 呼び出しベルが鳴った際に、ベ
ルの画面に表示される数字が診
察室番号となります。

hūjiàolíng xiǎng zhīhòu, hūjiàolíng huàmiàn
呼叫铃 响 之后, 呼叫铃 画面
shàng xiǎnshì de shùzì jiùshì zhěnshì de
上 显示 的 数字 就是 诊室 的
hàomǎ.
号码。

II 看護師

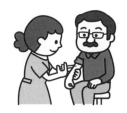

注射処置は、患者さんの緊張を和らげながら、かつ、安全に実施することが求められます。外来ではフルネームと生年月日をご自身で告げていただき、ご本人確認をすることからはじめます。正確にアレルギーの有無を聞き、投与中の様子を確認することが重要です。

場面 〜 患者さんへ注射をします 〜

| □ 医師からの説明の有無を確認する | □ アルコールアレルギーの有無を確認する | □ 注射中の症状を確認する | □ 注射後の禁止事項を伝える | □ 予防接種の有無を確認する |

語彙

注射	zhùshè 注射	ジュウショア
アルコール綿	jiǔjīngmián 酒精棉	ジュジンミェン
皮下注射	píxià zhùshè 皮下 注射	ピーシァ ジュウショア
薬剤の吸収効果	yàojì de xīshōu xiàoguǒ 药剂 的 吸收 效果	ヤオジー ダ シーショウ シアオグオ
アレルギー反応	guòmǐn fǎnyìng 过敏 反应	グオミン ファンイン
かゆみ	sàoyǎng 瘙痒	サオヤン
息苦しさ	hūxī kùnnan 呼吸 困难	フウシー クンナン
腕	shǒubì 手臂	ショウビー
臀部	túnbù 臀部	トゥンブー
予防接種	jiēzhòng yìmiáo 接种 疫苗	ジエジョン イーミャオ

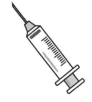

yǒuguò yīn jiǔjīngmián yǐnqǐ pífū hóngzhǒng de qíngkuàng ma ?
⊕ 有过 因 酒精棉 引起 皮肤 红肿 的 情况 吗？
ヨウ グオ イン ジュジンミェン インチー ピーフウ ホンジョン ダ チンクァン マ？
（アルコール綿でかぶれることはありますか？）

zhǐjiān mámù ma ?
⊕ 指尖 麻木 吗？
ジージェン マームゥ マ？
（指先はしびれませんか？）

shēntǐ gǎndào bù shūfu ma ?
⊕ 身体 感到 不 舒服 吗？
シェンティー ガンダオ ブーシュウフゥ マ？
（気分は悪くないですか？）

処置後の禁忌事項について、スムーズに説明できるようにしましょう。

⊕薬剤の吸収効果を高める
ために、自分でも注射部
位を軽く揉んでください。

wèi tígāo yàojì de xīshōu xiàoguǒ ,
为 提高 药剂 的 吸收 效果，
qǐng nín zìjǐ yě qīng róu zhùshè bùwèi .
请 您 自己 也 轻 揉 注射 部位。
ウェイ ティーガオ ヤオジー ダ シーショウ シアオグオ,
チン ニン ズージー イエ チン ロウ ジュウショア ブーウェイ。

⊕今日は入浴、シャワー浴
をしてはいけません。

jīntiān bù néng pàozǎo、 línyù .
今天 不 能 泡澡、 淋浴。
ジンティェン ブー ノン パオザオ、リンユィ。

⊕今日はアルコールを摂取
してはいけません。

jīntiān bù néng hē jiǔ .
今天 不 能 喝 酒。
ジンティェン ブー ノン ホァ ジゥ。

⊕今日は激しい運動をして
はいけません。

jīntiān bù néng zuò jùliè yùndòng .
今天 不 能 做 剧烈 运动。
ジンティェン ブー ノン ズオ ジュイリエ ユンドン。

注射処置

基本

医師からの説明の有無を確認する

☐ 注射の目的と方法、その他重要点について医師からどのような説明を受けていますか?

yǒuguān zhùshè de mùdì、
有关 注射 的 目的、
fāngfǎ yǐjí qítā zhòngyào shìxiàng,
方法 以及 其他 重要 事项,
yīshēng shì zěnyàng gēn nín shuō de?
医生 是 怎样 跟 您 说 的?

☐ これから痛み止めの注射をします。

xiànzài jìnxíng zhǐtòng zhùshè.
现在 进行 止痛 注射。

アルコールアレルギーの有無を確認する

☐ アルコール綿でかぶれることはありますか?

yǒuguò yīn jiǔjīngmián yǐnqǐ
有过 因 酒精棉 引起
pífū hóngzhǒng de qíngkuàng ma?
皮肤 红肿 的 情况 吗?

☐ 皮下注射をします。

xiànzài jìnxíng píxià zhùshè.
现在 进行 皮下 注射。

注射中のしびれを確認する

☐ 指先はしびれませんか?

zhǐjiān mámù ma?
指尖 麻木 吗?

☐ 終了です。

jiéshù le.
结束 了。

☐ 注射部位を揉んではいけません。薬剤の吸収効果を妨げます。

bù néng róucuo zhùshè bùwèi. zhèyàng
不 能 揉搓 注射 部位。 这样
huì fáng'ài yàojì de xīshōu xiàoguǒ.
会 妨碍 药剂 的 吸收 效果。

☐ 注射後の 30 分は院内に留まってください。

zhùshè hòu sānshí fēn zhōng nèi qǐng liúzài
注射 后 30 分 钟 内 请 留在
yīyuàn nèi .
医院 内。

☐ 注射後のアレルギー反応の有無を確認し、緊急時に備えるためです。

zhè shì wèile quèrèn zhùshè hòu yǒuwú
这 是 为了 确认 注射 后 有无
guòmǐn fǎnyìng , rúguǒ jǐnjí qíngkuàng
过敏 反应，如果 紧急 情况
fāshēng , jiù néng lìkè tuǒshàn chǔlǐ .
发生，就 能 立刻 妥善 处理。

☐ 咳やかゆみが出たり、息苦しくなったりしたら、すぐに看護師を呼んでください。

yǒu késou 、 sàoyǎng 、 hūxī kùnnan
有 咳嗽、瘙痒、呼吸 困难
děng zhèngzhuàng shí , qǐng lìkè hūjiào
等 症状 时，请 立刻 呼叫
hùshi .
护士。

☐ 注射部位は、毎回変えて打つと痛みが少なくなります。

měi cì gēnghuàn zhùshè bùwèi kě jiǎnshǎo
每次 更换 注射 部位 可 减少
téngtòng .
疼痛。

☐ 気分は悪くないですか?

shēntǐ gǎndào bù shūfu ma ?
身体 感到 不 舒服 吗?

☐ もうお帰りいただいて大丈夫です。気をつけてお帰りください。

nín kěyǐ huíjiā le . mànzǒu .
您 可以 回家 了。慢走。

バリエーション

① 筋肉注射

☐ 部位は腕か臀部になります。

bùwèi shì shǒubì huò túnbù .
部位 是 手臂 或 臀部。

（臀部の場合）

- -

☐ 臀部に注射します。

xiànzài jìnxíng túnbù zhùshè.
现在 进行 臀部 注射。

☐ ショーツを脱いで横になってくだ
さい。

qǐng tuō nèikù tǎngxià.
请 脱 内裤 躺下。

☐ 部位の確認のため臀部を触ります。

wèi quèrèn bùwèi， wǒ yào chùmō nín de
为 确认 部位，我 要 触摸 您 的
túnbù.
臀部。

☐ 絆創膏を貼ります。

xiànzài tiē chuāngkětiē.
现在 贴 创可贴。

（腕の場合）

- -

☐ 腕に注射をします。

xiànzài jìnxíng shǒubì zhùshè.
现在 进行 手臂 注射。

☐ 洋服の袖を上げてください。

qǐng juǎnqǐ yīfu de xiùzi.
请 卷起 衣服 的 袖子。

98

□ 点滴をします。

xiànzài dǎ diǎndī.
现在 打 点滴。

□ この点滴は抗生物質で、30分ぐらいで終了します。

zhège diǎndī shì kàngshēngsù,
这个 点滴 是 抗生素,
dàyuē sānshí fēn zhōng hòu jiù huì jiéshù.
大约 30 分 钟 后 就 会 结束。

③ 処置・手技前確認

□ 検査・処置の目的と方法、注意事項について医師から説明を受けていますか?

yǒuguān jiǎnchá·chǔlǐ de mùdì、
有关 检查·处理 的 目的、
fāngfǎ yǐjí zhùyì shìxiàng,
方法 以及 注意 事项,
yīshēng gēn nín shuōmíng le ma?
医生 跟 您 说明 了 吗?

□ 医師から何か注意事項を聞いていますか?

yīshēng yǒu méiyǒu gēn nín shuō zhùyì
医生 有 没有 跟 您 说 注意
shìxiàng?
事项?

④ 注射説明

□ 薬剤の吸収効果を高めるために、自分でも注射部位を軽く揉んでください。

wèi tígāo yàojì de xīshōu xiàoguǒ,
为 提高 药剂 的 吸收 效果,
qǐng nín zìjǐ yě qīng róu zhùshè bùwèi.
请 您 自己 也 轻 揉 注射 部位。

□ 今日は入浴、シャワー浴をしてはいけません。

jīntiān bù néng pàozǎo、 línyù.
今天 不 能 泡澡、淋浴。

□ テープは24時間後に剥がしてください。

jiāodài qǐng zài èrshísì xiǎoshí hòu zhāixià.
胶带 请 在 24 小时 后 摘下。

□ 歩けないぐらいの痛みが出るような場合には、病院へ連絡してください。

rúguǒ chūxiàn téngtòngdào wúfǎ zǒulù
如果 出现 疼痛到 无法 走路
de qíngkuàng, qǐng gēn yīyuàn liánxì.
的 情况 ， 请 跟 医院 联系。

□ 腫れたり出血が止まらない時は病院へ連絡してください。

rúguǒ chūxiàn fúzhǒng huò chūxuè bùzhǐ
如果 出现 浮肿 或 出血 不止
de qíngkuàng, qǐng gēn yīyuàn liánxì.
的 情况 ， 请 跟 医院 联系。

□ 今日はアルコールを摂取してはいけません。

jīntiān bù néng hē jiǔ.
今天 不 能 喝酒。

□ 今日は激しい運動をしてはいけません。

jīntiān bù néng zuò jùliè yùndòng.
今天 不 能 做 剧烈 运动 。

⑤ 予防接種説明

□ 最近、予防接種はしましたか?

zuìjìn jiēzhòng yìmiáo le ma?
最近 接种 疫苗 了 吗?

□ 何の予防接種をしましたか?

jiēzhòngle shénme yìmiáo?
接种了 什么 疫苗?

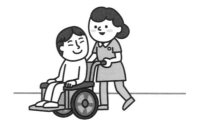

II 看護師

1-④…外来
（呼吸訓練）

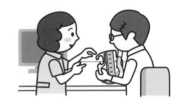

　術前に深呼吸の方法を訓練し、術後の合併症をできる限り予防します。

　患者さん自身でセルフケアができるように指導を行うことが大切です。

場面 ～ 患者さんへ呼吸訓練をします ～

□訓練の目的を 説明する	□訓練の方法を 説明する	□息の吸い方を 説明する	□訓練の回数を 説明する	□訓練のポイント を説明する

語彙

呼吸訓練	hūxī xùnliàn 呼吸 训练	フゥシー シュンリェン
肺炎	fèiyán 肺炎	フェイイェン
予防する	yùfáng 预防	ユィファン
先端	dǐngduān 顶端	ディンドゥアン
水平	shuǐpíng 水平	シュイピン
取り付ける	ānzhuāng 安装	アンジュアン
（息を）吐く	hū qì 呼（气）	フゥ（チー）
（息を）吸う	xī qì 吸（气）	シー（チー）
1日3回	yì tiān sān cì 一 天 3 次	イー ティエン サン ツー
ゆっくり吐き出す	mànmàn de hūqì 慢慢 地 呼气	マンマン ダ フゥチー

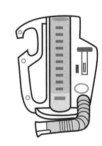

最重要フレーズ

⊕
jiāng ruǎnguǎn ānzhuāng zài dǐngduān， shuǐpíng názhe zhège qìjù。
将 软管 安装 在 顶端， 水平 拿着 这个 器具。
ジャン ルァングァン アンジュアン ザイ ディンドゥアン、シュイビン ナージョア ジョアガ チージュイ。
（チューブを先端に取り付けて、この器具を水平に持ちます。）

⊕
jiēzhe， hūqì zhīhòu hán yǎozuǐ.
接着，呼气 之后 含 咬嘴。
ジエジョア、フーチー ジーホウ ハン ヤオズイ。
（次に、息を吐いてからマウスピースをくわえます）

⊕
mànmàn de xīqì ， shǐ huángsè biāojì yǔ cūxiàn kuàng nèi huà yǒu
慢慢 地 吸气，使 黄色 标记 与 粗线 框 内 画 有
xiàoliǎn chātú de biāojì chónghé 。
笑脸 插图 的 标记 重合 。
マンマン ダ シーチー、シー ホァンスァ ビアオジー ユィ ツゥシェン クァン ネイ ホア ヨウ
シャオリィエン チャアトゥー ダ ビアオジー チョンホー。
（黄色の印が太枠内の笑顔のイラストの書かれたマークに重なるように、ゆっくり息を吸います。）

重要ポイント

「ゆっくり息を吐き出す」ことを強調しながら、「像 这样。（このように。）」
xiàng zhèyàng.
というフレーズを合間に挟み、実践して見せながら訓練方法を説明してみましょ
う。

⊕ この時、ゆっくり息を吐き
出します。

zhè shí， mànmàn de hūqì.
这 时，慢慢 地 呼气。
ジョア シー、マンマン ダ フーチー。

⊕ 1日に3、4回程度これを
行ってください。

měi tiān qǐng chóngfù sān、 sì cì zhèyàng de dòngzuò.
每天 请 重复 3、4次 这样 的 动作。
メイ ティエン チン チョンフゥ サン、スー ツー ジョアヤン ダ ドンズオ。

⊕ 1回につき、5回から10
回程度行ってください。

měi cì qǐng zuò dàyuē wǔ zhì shí cì.
每次 请 做 大约 5 至 10 次。
メイ ツー チン ズオ ダーユエ ウー ジー シー ツー。

⊕ ポイントはゆっくり息を吐
き出すことです。

yàodiǎn shì mànmàn de hūqì.
要点 是 慢慢 地 呼气。
ヤオディエン シー マンマン ダ フーチー。

呼吸訓練

基本

呼吸訓練の目的を説明する

□ 呼吸訓練の目的は、肺を広げて、手術後の肺炎を予防することです。

hūxī xùnliàn de mùdì shì kuòdà
呼吸 训练 的 目的 是 扩大
fèihuóliàng, yùfáng shùhòu fāshēng fèiyán.
肺活量，预防 术后 发生 肺炎。

訓練方法を説明する

□ この機器の使い方を説明します。

xiànzài wǒ lái shuōmíng yíxià zhège
现在 我 来 说明 一下 这个
jīqì de shǐyòng fāngfǎ.
机器 的 使用 方法。

□ チューブを先端に取り付けて、この器具を水平に持ちます。

jiāng ruǎnguǎn ānzhuāngzài dǐngduān,
将 软管 安装在 顶端，
shuǐpíng názhe zhège qìjù.
水平 拿着 这个 器具。

□ 次に、息を吐いてからマウスピースをくわえます。

jiēzhe, hūqì zhīhòu hánzhe yǎozuǐ.
接着，呼气 之后 含着 咬嘴。

□ 黄色の印が、太枠内の笑顔のイラストの書かれたマークに重なるように、ゆっくり息を吸います。

mànmàn de xīqì, shǐ huángsè biāojì yǔ
慢慢 地 吸气，使 黄色 标记 与
cūxiàn kuàng nèi huà yǒu xiàoliǎn chātú de
粗线 框 内 画 有 笑脸 插图 的
biāojì chónghé.
标记 重合。

□ これ以上吸えなくなったら、マウスピースを口から外します。

xīdào bù néng zài xī shí, zuǐba líkāi
吸到 不 能 再 吸时，嘴巴 离开
yǎozuǐ.
咬嘴。

☐ この時、ゆっくり息を吐き出します。

zhè shí, mànmàn de hūqì.
这时，慢慢地呼气。

☐ 1日に3、4回程度これを行ってください。

měi tiān qǐng chóngfù sān、 sì cì zhèyàng
每天 请 重复 3、4次 这样
de dòngzuò.
的 动作。

☐ 1回につき、5回から10回程度行ってください。

měi cì qǐng zuò dàyuē wǔ zhì shí cì.
每次 请 做 大约 5 至 10 次。

☐ ポイントはゆっくり息を吐き出すことです。

yàodiǎn shì mànmàn de hūqì.
要点 是 慢慢 地 呼气。

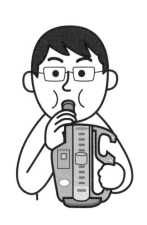

II 看護師

2-①…入院
（入院時案内・リストバンド装着案内・入院時情報聴取）

入院した患者さんには、治療と共に、入院生活という多くの患者さんとの生活を送るためのルールを知っていただくことが必要です。そして看護師は、入院中の患者さんの生活に活かすため、入院前の日常生活や習慣、治療の経過などを知る必要があります。

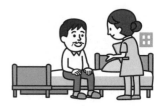

場面 ～ 患者さんが入院します ～

| □お部屋へ案内する | □リストバンドについて説明する | □連絡先等を確認する | □飲酒・喫煙習慣を確認する | □日常生活について確認する |

語彙

ナースコール	hūjiào hùshi yòng de hūjiàolíng 呼叫 护士 用 的 呼叫铃	フゥジャオ フゥシ ヨン ダ フゥジャオリン
リストバンド	wàntào 腕套	ワンタオ
装着する	pèidài 佩戴	ペイダイ
血液型	xuèxíng 血型	シュエシン
日常生活	rìcháng shēnghuó 日常 生活	ルイチャン ションフオ
大きな病気	dàbìng 大病	ダービン
薬の空	yàopǐn de kōng bāozhuāng 药品 的 空 包装	ヤオピン ダ コン バオジュアン
宗教上の制限	zōngjiào shàng de xiànzhì 宗教 上 的 限制	ゾンジャオ シャン ダ シェンジー
食欲	shíyù 食欲	シーユィ
お通じ	dàbiàn 大便	ダービェン
運動する	yùndòng 运动	ユンドン

料金受取人払郵便

牛込局承認

5337

差出有効期間
2024年11月13日
まで

（切手不要）

郵 便 は が き

１６２-８７９０

東京都新宿区
岩戸町12レベッカビル

ベレ出版

　　　読者カード係　行

|||·||ᵐ|ᵐᵐ||ᵐ|ᵐ||ᵐᵐ|ᵗᵗ|ᵗᵗ|ᵗᵗ|ᵗᵗ|ᵗᵗ|ᵗᵗ|ᵗᵗᵗ||ᵗᵗ|

お名前	年齢

ご住所 　〒

電話番号	性別	ご職業

メールアドレス

個人情報は小社の読者サービス向上のために活用させていただきます。

ご購読ありがとうございました。ご意見、ご感想をお聞かせください。

● ご購入された書籍

● ご意見、ご感想

● 図書目録の送付を　　　　　　　　□ 希望する　　　□ 希望しない

ご協力ありがとうございました。
小社の新刊などの情報が届くメールマガジンをご希望される方は、
小社ホームページ（https://www.beret.co.jp/）からご登録くださいませ。

最重要フレーズ

nín yǒu zěnyàng de zhèngzhuàng?
➕ 您 有 怎样 的 症状 ？
ニン ヨウ ゼンヤン ダ ジォンジュアン？
（どのような症状がありますか？）

jǐnjí qíngkuàng shí，wǒmen gāi gēn shéi liánxì ?
➕ 紧急 情况 时，我们 该 跟 谁 联系？
ジンジー チンクァン シァ，ウオメン ガイ ゲン シュイ リェンシー？
（緊急の場合、どなたに連絡すればよいですか？）

nín nǎlǐ téngtòng? nín néng mō yíxià téngtòng de bùwèi ma ?
➕ 您 哪里 疼痛 ？您 能 摸 一下 疼痛 的 部位 吗 ？
ニン ナーリー トントン？ニン ノン モー イーシァトントン ダ ブーウェイ マ？
（痛みはどのあたりですか？ どのあたりが痛いか、触っていただけますか？）

rúguǒ yǒu shénme wèntí，qǐng àn hūjiào hùshi yòng de hūjiàolíng.
➕ 如果 有 什么 问题，请 按 呼叫 护士 用 的 呼叫铃。
ルゥグオ ヨウ シェンマ ウェンティー，チン アン フゥジャオ フゥシ ヨン ダ フゥジャオリン。
（何かありましたら、ナースコールをしてください。）

重要ポイント

頻出の確認フレーズを覚えましょう。

➕血液型はわかりますか？

nín zhīdào nín de xuèxíng ma ?
您 知道 您 的 血型 吗？
ニン ジーダオ ニン ダ シュエシン マ？

➕どんな痛みですか？

zěnyàng de téngtòng?
怎样 的 疼痛？
ゼンヤン ダ トントン？

➕何かアレルギーや好き嫌
いはありますか？

nín yǒu shíwù guòmǐn huò tiāoshí ma ?
您 有 食物 过敏 或 挑食 吗？
ニン ヨウ シーウー グオミン フオ ティァオシー マ？

107

入院時案内

基本

おはようございます。今日から入院する宋 沐宸です。

zǎoshàng hǎo! wǒ shì cóng jīntiān kāishǐ
早上 好! 我 是 从 今天 开始
zhùyuàn de Sòng Mùchén.
住院 的 宋 沐宸。

☐ 入院のジョンソンさんですね。看護師の伊藤です。

zhùyuàn de sòng xiānsheng duì ma?
住院 的 宋 先生, 对 吗?
wǒ shì hùshi Yīténg.
我 是 护士 伊藤。

※男性敬称は「先生」、女性敬称は「女士」を使う。

部屋への案内

☐ お部屋までご案内します。

wǒ dài nín qù bìngfáng.
我 带 您 去 病房。

☐ 車椅子は必要ですか?

xūyào lúnyǐ ma?
需要 轮椅 吗?

いりません。

bù xūyào.
不 需要。

☐ ジョンソンさんのお部屋は305号室になります。

Sòng xiānsheng de fángjiān shì
宋 先生 的 房间 是
sānlíngwǔ hào.
305 号。

☐ お入りください。

qǐng jìn.
请 进。

☐ こちらでお待ちください。

qǐng zài zhèlǐ děnghòu.
请 在 这里 等候。

ナースコールの説明

☐ ご用のある時はナースコールを押してください。

rúguǒ yǒu shénme xūyào de huà,
如果 有 什么 需要 的 话,
qǐng àn hūjiào hùshi yòng de hūjiàolíng.
请 按 呼叫 护士 用 的 呼叫铃。

☐ のちほど参ります。

wǒ dāi huìr zài guòlái.
我 待 会儿 再 过来。

リストバンド装着案内

基本

リストバンドを説明する

□ これは患者さんを確認するため
のリストバンドです。

zhè shì wèi quèrèn huànzhě de wàntào.
这 是 为 确认 患者 的 腕套。

□ すべての患者さんに装着をお願
いしています。

suǒyǒu huànzhě dōu xū pèidài.
所有 患者 都 需 佩戴。

□ よろしいでしょうか?

méi wèntí ma?
没 问题 吗?

□ では、左手首につけます。

nàme, wǒ wèi nín pèidàizài zuǒ
那么, 我 为 您 佩戴在 左
shǒuwàn shàng.
手腕 上。

□ リストバンドの内容を確認します。

wǒ lái quèrèn wàntào de nèiróng.
我 来 确认 腕套 的 内容。

フルネーム・生年月日・血液型を確認する

□ フルネームと、生年月日を教え
てください。

qǐng gàosu wǒ nín de xìngmíng yǔ
请 告诉 我 您 的 姓名 与
chūshēng niányuèrì.
出生 年月日。

109

名前は宋 沐宸です。

xìngmíng shì Sòng Mùchén.
姓名 是 宋 沐宸。

 1955年6月8日生まれです。

yījiǔwǔwǔ nián liùyuè bā hào chūshēng.
1955 年 6 月 8 号 出生。

☐ 血液型はわかりますか?

nín zhīdào nín de xuèxíng ma?
您 知道 您 的 血型 吗?

 O型です。

O xíng.
O 型。

☐ ありがとうございます。

xièxie.
谢谢。

🔊 file・23 →66　　　　Date ⬜⬜⬜⬜⬜

入院時情報聴取

基本

☐ いくつか質問させてください。

qǐng yǔnxǔ wǒ wèn jǐ ge wèntí.
请 允许 我 问 几 个 问题。

電話番号の確認

☐ 緊急の場合、どなたに連絡すれ
ばよいですか?

jǐnjí qíngkuàng shí, wǒmen gāi gēn shéi
紧急 情况 时,我们 该 跟 谁
liánxì?
联系?

 妻に連絡してください。

qǐng liánxì wǒ de qīzi.
请 联系 我 的 妻子。

☐ もう1名、連絡先はありますか?

hái yǒu qítā jǐnjí liánxìrén ma?
还 有 其他 紧急 联系人 吗?

 息子に連絡してください。

qǐng liánxì wǒ de érzi.
请 联系 我 的 儿子。

☐ 彼らの電話番号を教えてください。

qǐng gàosu wǒ tāmen de diànhuà hàomǎ.
请 告诉 我 他们 的 电话 号码。

いいですよ。妻は
03-3151-…、息子は090-
2345-…です。

hǎo de. qīzi de diànhuà shì
好 的。妻子 的 电话 是
língsān - sānyāowǔyāo - …, érzi de diànhuà
03 – 3151 – …, 儿子 的 电话
shì língjiǔlíng - èrsānsìwǔ - …。
是 090 – 2345 – …。

[入院時の同席者に対して]

☐ こちらの方とは、どういったご
関係ですか?

nín yǔ zhè wèi xiānsheng shì shénme
您 与 这 位 先生 是 什么
guānxi ?
关系?

 彼は友人で、通訳です。

tā shì wǒ de péngyou jiān fānyì
他 是 我 的 朋友 兼 翻译。

症状の確認

☐ どのような症状がありますか?

nín yǒu zěnyàng de zhèngzhuàng?
您 有 怎样 的 症状 ?

 腹痛です。

fùtòng. dùzi téng.
腹痛。肚子 疼。

☐ 今回の入院について、医師から
どのように聞いていますか?

guānyú cǐcì zhùyuàn, yīshēng shì zěnme
关于 此次 住院，医生 是 怎么
shuō de ?
说 的？

 腹痛があって、お腹の検査
が必要と聞いています。

wǒ tīng yīshēng shuō, yǒu fùtòng, xū zuò
我 听 医生 说，有 腹痛，需 做
fùbù jiǎnchá.
腹部 检查。

痛みの確認

☐ 痛みはどのあたりですか? どの
あたりが痛いか、触っていただ
けますか?

nǎlǐ téngtòng? nín néng mō yíxià
哪里 疼痛？您 能 摸 一下
téngtòng de bùwèi ma ?
疼痛 的 部位 吗？

 このあたりです。

zhèbiān.
这边。

□ どんな痛みですか？

そうですね、軽い痛みを感じます。

□ いつからですか？

2週間ぐらい前からです。

□ 他に症状はありますか？

ありません。

既住歴の確認

□ 以前、何か大きな病気をしたことはありますか？

特にありませんが、高血圧です。

持参薬・薬の飲み方の確認

□ いつも飲んでいる薬はありますか？

昨年から血圧が少し高くて、高血圧の薬を飲んでいます。

zěnyàng de téngtòng?
怎样 的 疼痛？

èn èn, gǎndào qīngwēi de téngtòng.
嗯 嗯，感到 轻微 的 疼痛。

cóng shénme shíhou kāishǐ de ?
从 什么 时候 开始 的？

dàyuē liǎng zhōu zhīqián kāishǐ de.
大约 两 周 之前 开始 的。

hái yǒu qítā zhèngzhuàng ma ?
还 有 其他 症状 吗？

méiyǒu le.
没有 了。

yǐqián yǒu méiyǒu huànguò dàbìng ?
以前 有 没有 患过 大病？

méiyǒu tèbié huànguò dàbìng, dàn yǒu
没有 特别 患过 大病，但 有
gāoxuèyā.
高血压。

yǒu méiyǒu jīngcháng fúyòng de yàowù ?
有 没有 经常 服用 的 药物？

qùnián kāishǐ xuèyā yǒudiǎn gāo, xiànzài zài
去年 开始 血压 有点 高，现在 在
fúyòng zhì gāoxuèyā de yào.
服用 治 高血压 的 药。

□ 入院中、お薬は私たちがお預かりしてもよいですか？

zhùyuàn qījiān , yào yóu wǒmen lái
住院 期间，药 由 我们 来
bǎoguǎn , kěyǐ ma ?
保管，可以 吗？

 なぜですか？

wèi shénme ?
为 什么？

□ 入院中は、薬を飲んでいることを確認する必要があります。

zhùyuàn qījiān , wǒmen xū quèrèn huànzhě
住院 期间，我们 需 确认 患者
quèshí zài fúyòng yàowù .
确实 在 服用 药物。

□ 飲んだ後の薬の空は、確認するまで捨てないでください。

zài wǒmen quèrèn zhīqián , fúyào hòu de
在 我们 确认 之前，服药 后 的
kōng bāozhuāng qǐng búyào rēngdiào .
空 包装 请 不要 扔掉。

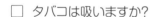
飲酒・喫煙習慣の確認

□ お酒は飲みますか？

nín hē jiǔ ma ?
您 喝 酒 吗？

 毎日ビールを１缶程度です。

měi tiān dàgài hē yì guàn píjiǔ .
每 天 大概 喝 一 罐 啤酒。

□ 入院中はお酒は飲めません。

zhùyuàn qījiān bù néng hē jiǔ .
住院 期间 不 能 喝 酒。

□ タバコは吸いますか？

nín xīyān ma ?
您 吸烟 吗？

 3 年前まで吸っていましたが、今は止めました。

sān nián zhīqián xīguò , xiànzài jiè le .
三 年 之前 吸过，现在 戒 了。

□ 院内は禁煙です。

yīyuàn lǐmiàn jìnzhǐ xīyān .
医院 里面 禁止 吸烟。

☐ 宗教上の制限などはありますか?

yǒu zōngjiào shàng de xiànzhì ma?
有 宗教 上 的 限制 吗?

ありません。

méiyǒu.
没有。

☐ 何かアレルギーや好き嫌いはありますか?

yǒu shíwù guòmǐn huò tiāoshí ma?
有 食物 过敏 或 挑食 吗?

アレルギーはありませんが、貝類は嫌いです。

wǒ méiyǒu shíwù guòmǐn, dàn wǒ bù xǐhuan
我 没有 食物 过敏，但 我 不 喜欢
chī bèilèi.
吃 贝类。

☐ 何か薬のアレルギーはありますか?

yǒu méiyǒu duì yàowù guòmǐn?
有 没有 对 药物 过敏?

いいえ。

méiyǒu.
没有。

☐ 食べ物以外でアレルギーはありますか?

duì shíwù yǐwài de dōngxi guòmǐn ma?
对 食物 以外 的 东西 过敏 吗?

花粉症があります。

wǒ yǒu huāfěnzhèng.
我 有 花粉症。

あとは、温度差で蕁麻疹が出ることがあります。

lìngwài, yǒushí huì yīn wēndù chà ér chūxiàn
另外，有时 会 因 温度 差 而 出现
Xúnmázhěn.
荨麻疹。

☐ 日常の生活についてお尋ねします。

xiànzài xúnwèn yíxià yǒuguān rìcháng
现在 询问 一下 有关 日常
shēnghuó.
生活。

☐ 食欲はありますか?

nín yǒu shíyù ma? nín yǒu wèikǒu ma?
您 有 食欲吗? / 您 有 胃口 吗?

114

あります。

yǒu .
有 。

□ 規則正しく食べていますか？

yǐnshí guīlǜ ma ?
饮食 规律 吗 ？

 朝は時々食べないことがあります。

zǎoshàng yǒushí bù chī zǎofàn .
早上 有时 不 吃 早饭。

□ 夜はよく眠れますか？

shuìmián zhìliàng hǎo ma ?
睡眠 质量 好 吗 ？

 おおむね、よく眠れます。

zǒngtǐ shàng shuìmián zhìliàng tǐng hǎo de .
总体 上 睡眠 质量 挺 好 的。

□ 何か睡眠薬は使用していますか？

nín shǐyòng ānmiányào ma ?
您 使用 安眠药 吗 ？

 月に1度くらい使用します。

měi yuè shǐyòng yí cì zuǒyòu .
每 月 使用 1 次 左右。

□ 何時頃眠り、何時頃起きますか？

dàyuē jǐ diǎn shuìjiào , jǐ diǎn qǐchuáng?
大约 几 点 睡觉，几 点 起床 ？

 夜はだいたい11時頃に寝て、朝は6時頃に起きます。

wǎnshàng dàgài shíyī diǎn zuǒyòu shuìjiào,
晚上 大概 11 点 左右 睡觉，
zǎoshàng liù diǎn zuǒyòu qǐchuáng .
早上 6 点 左右 起床 。

□ 1日に何回お通じがありますか？

měi tiān dàbiàn jǐ cì ?
每 天 大便 几 次 ？

 だいたい3回です。

dàgài sān cì .
大概 3 次。

□ 定期的に運動はしていますか？

dìngqī zuò yùndòng ma ?
定期 做 运动 吗 ？

 忙しくてあまり運動する時間はありません。

bǐjiào máng , suǒyǐ bù tài yǒu zuò yùndòng
比较 忙，所以 不 太 有 做 运动
de shíjiān .
的 时间。

☐ 趣味は何ですか？

nín de xìngqù àihào shì shénme?
您 的 兴趣 爱好 是 什么?

 テニスかな。

wǎngqiú ba.
网球 吧。

☐ 週に何回、入浴されますか？

měi zhōu pàozǎo jǐ cì?
每 周 泡澡 几 次?

週3回くらいかな。

měi zhōu dàyuē sān cì ba.
每 周 大约 3 次 吧。

☐ ありがとうございました。

xièxie.
谢谢。

☐ 何かわからないことがあれば、
遠慮なく聞いてください。

yǒu shénme bù míngbai de dìfang,
有 什么 不 明白 的 地方,
qǐng jǐnguǎn lái zīxún.
请 尽管 来 咨询。

☐ 何かありましたら、ナースコー
ルしてください。

rúguǒ yǒu shénme qíngkuàng de huà,
如果 有 什么 情况 的 话,
qǐng àn hūjiào hùshi yòng de hūjiàolíng.
请 按 呼叫 护士 用 的 呼叫铃。

ポイント

　患者さんの情報を聴取するうえで大切なのは、患者さんの情報を正しく聞く
ことです。外国人の患者さんの場合、宗教や習慣が違うために、いろいろなこ
とを確認する必要がありますが、十分な聞き取りをすることで問題点を把握す
ることができます。

● 病室、病棟の設備・備品名称

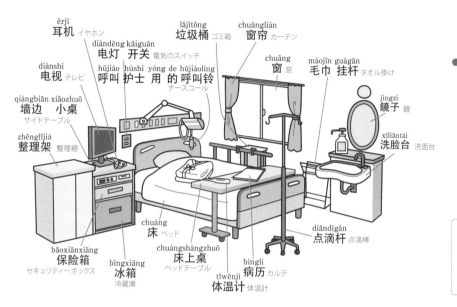

ěrjī
耳机 イヤホン

diàndēng kāiguān
电灯 开关 電気のスイッチ

diànshì
电视 テレビ

hūjiào hùshi yòng de hūjiàolíng
呼叫 护士 用 的 呼叫铃 ナースコール

qiángbiān xiǎozhuō
墙边 小桌 サイドテーブル

zhěnglǐjià
整理架 整理棚

lājītǒng
垃圾桶 ゴミ箱

chuānglián
窗帘 カーテン

chuāng
窗 窓

máojīn guàgān
毛巾 挂杆 タオル掛け

jìngzi
镜子 鏡

xǐliǎntái
洗脸台 洗面台

chuáng
床 ベッド

diǎndīgān
点滴杆 点滴棒

bǎoxiǎnxiāng
保险箱 セキュリティーボックス

bīngxiāng
冰箱 冷蔵庫

chuángshàngzhuō
床上桌 ベッドテーブル

tǐwēnjì
体温计 体温計

bìnglì
病历 カルテ

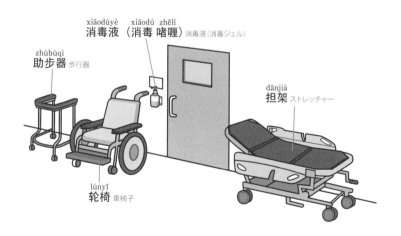

xiāodúyè
消毒液

xiāodú zhělí
（消毒 啫喱）消毒液（消毒ジェル）

zhùbùqì
助步器 歩行器

dānjià
担架 ストレッチャー

lúnyǐ
轮椅 車椅子

117

II 看護師

入院中は、毎日の患者さんの変化や、状態の確認が必要です。

状態に応じた対応が求められるため、患者さんに正しく指示内容が伝わっていることを確認しながら、コミュニケーションをとることが大切です。

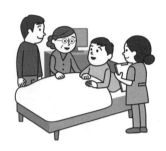

場面　〜 患者さんと会話します 〜

□注意事項を説明する	□安静が必要なことを説明する	□痛みの強さを確認する	□よく眠れたか確認する	□酸素吸入の必要性を説明する

語彙

禁煙	jìnyān 禁烟	ジンイェン
無断外出禁止	jìnzhǐ shànzì wàichū 禁止 擅自 外出	ジンジー シャンズー ワイチュウ
食事する	jìnshí chīfàn 进食(吃饭)	ジンシー（チーファン）
消灯時間	xīdēng shíjiān 熄灯 时间	シードン シージェン
主治医	zhǔzhì yīshēng 主治 医生	ジュウジー イーション
管を入れる	chārù guǎnzi 插入 管子	チャアルゥ グァンズ
落下予防	fángzhǐ diàoluò 防止 掉落	ファンジー ディアオルオ
〜を拭く	cāshì 〜 擦拭〜	ツァシー〜
尿管チューブ	dǎoniàoguǎn 导尿管	ダオニアオグァン

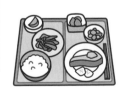

zhùyuàn qījiān , qǐng zūnshǒu yīyuàn de guīzé .
⊕ 住院 期间，请 遵守 医院 的 规则。
ジュウユェン チージェン，チン ズンショウ イーユェン ダ グイズァ。
（入院中は病院のルールに従ってください。）

wèi fángzhǐ gǎnrǎn , jìnrù fángjiān shí qǐng jìnxíng jiǔjīng xiāodú .
⊕ 为 防止 感染，进入 房间 时 请 进行 酒精 消毒。
ウェイ ファンジー ガンラン，ジンルゥ ファンジェン シー チン ジンシン ジゥジン シァオドゥ。
（感染予防のためにお部屋に入る時はアルコール消毒をお願いします。）

nín xūyào jìngyǎng , suǒyǐ zànshí bù néng zǒulù .
⊕ 您 需要 静养，所以 暂时 不 能 走路。
ニン シュイヤオ ジンヤン，スオイー ザンシー ブーノン ゾウルゥ。
（安静にしている必要があるので、しばらくの間、歩くことはできません。）

rúguǒ téngtòng wúfǎ rěnshòu , qǐng lìkè gàosu wǒ .
⊕ 如果 疼痛 无法 忍受，请 立刻 告诉 我。
ルゥグオ トントン ウーファー レンショウ，チン リーコァ ガオス ウオ。
（痛みが我慢できないようであれば、すぐに教えてください。）

重要ポイント

安静時など、看護師の付き添いが必要な場合でも、外国人患者さんは自ら行動しようとするため、正確に伝えておくことが大切です。

⊕私たちが付き添います。

wǒmen dài nín qù .
我们 带 您 去。
ウオメン ダイ ニン チュイ。

⊕背中を拭くのを手伝います。

wǒ lái bāng nín cābèi .
我 来 帮 您 擦背。
ウオ ライ バン ニン ツァベイ。

⊕（チューブは）ご自分で外してはいけません。私たちが行います。

ruǎnguǎn nín bù néng zìjǐ bádiào .
（软管）您 不 能 自己 拔掉。
yóu wǒmen lái bá
由 我们 来 拔。
（ルァングァン）ニン ブーノン ズージー バーディァオ。
ヨウ ウオメン ライ バー。

入院中の会話 　　　　　　　　　　（⇒第4章 イラスト⑥参照）

基本

注意事項の説明

☐ 入院中は病院のルールに従って
ください。

zhùyuàn qījiān, qǐng zūnshǒu yīyuàn de
住院 期间，请 遵守 医院 的
guīzé.
规则。

☐ 敷地内は禁煙です。

yīyuàn yòngdì nèi jìnzhǐ xīyān.
医院 用地 内 禁止 吸烟。

☐ 火気は厳禁です。

yánjìn yānhuǒ.
严禁 烟火。

☐ 無断で外出しないでください。

qǐng búyào shànzì wàichū.
请 不要 擅自 外出。

☐ 騒音を出さないでください。

qǐng búyào fāchū zàoyīn.
请 不要 发出 噪音。

☐ 食事制限を守ってください。

qǐng zūnshǒu yǐnshí xiànzhì.
请 遵守 饮食 限制。

☐ 食事は定時に提供します。

wǒmen huì ànshí tígōng yǐnshí.
我们 会 按时 提供 饮食。

☐ 食事は朝・昼・夜に出ます。

yǐnshí fēn zǎoshàng・zhōngwǔ・wǎnshàng
饮食 分 早上・中午・晚上
sān cì tígōng.
三 次 提供。

☐ 消灯時間が決められています。

wǒmen guīdìngle xīdēng shíjiān.
我们 规定了 熄灯 时间。

☐ 面会は朝の10時から夜の8時
までです。

tànbìng shíjiān shì zǎoshàng shí diǎn dào
探病 时间 是 早上 10 点 到
wǎnshàng bā diǎn.
晚上 8 点。

□ 感染予防のためにお部屋に入る
　時はアルコール消毒をお願いし
　ます。

wèi fángzhǐ gǎnrǎn, jìnrù fángjiān shí
为 防止 感染，进入 房间 时
qǐng jìnxíng jiǔjīng xiāodú.
请 进行 酒精 消毒。

□ 主治医に確認いたします。

wǒ gēn zhǔzhì yīshēng quèrèn.
我 跟 主治 医生 确认。

□ 看護師はナースコールで呼んで
　ください。

qǐng àn hūjiào hùshi yòng de hūjiàolíng
请 按 呼叫 护士 用 的 呼叫铃
hūjiào hùshi.
呼叫 护士。

□ 医師や看護師の指示に従ってく
　ださい。

qǐng tīngcóng yīshēng、 hùshi de zhǐshì.
请 听从 医生、 护士 的 指示。

□ 歯磨きのセットとコップをご用意
　ください。

qǐng zhǔnbèi yágāo yáshuā hé bēizi.
请 准备 牙膏 牙刷 和 杯子。

□ 貴重品はサイドテーブルのセ
　キュリティーボックスの中に入れ
　てください。

guìzhòng wùpǐn qǐng fàngzài qiángbiān
贵重 物品 请 放在 墙边
xiǎozhuō de bǎoxiǎnxiāng nèi.
小桌 的 保险箱 内。

安静必要時の対応

□ 安静にしている必要があるので、
　しばらくの間、歩くことはでき
　ません。

nín xūyào jìngyǎng, suǒyǐ zànshí
您 需要 静养，所以 暂时
bú néng zǒulù.
不 能 走路。

□ 移動はすべて車椅子で行いま
　す。

nín jiāng wánquán yòng lúnyǐ lái yídòng.
您 将 完全 用 轮椅 来 移动。

□ トイレに行かれる時には、ナー
　スコールを押してください。私
　たちが付き添います。

xiǎng qù xǐshǒujiān shí, qǐng àn hūjiào
想 去 洗手间 时，请 按 呼叫
hùshi yòng de hūjiàolíng. wǒmen dài
护士 用 的 呼叫铃。我们 带
nín qù.
您 去。

☐ 安静が必要なので、尿を排出するための管を入れます。

nín xūyào jìngyǎng, suǒyǐ wǒmen
您 需要 静养，所以 我们
jiāng wèi nín chārù dǎoniàoguǎn.
将 为 您 插入 导尿管。

☐ ベッドから落ちないように柵をしています。

wèi fángzhǐ cóng chuángshàng diàoxià lái,
为 防止 从 床上 掉下来,
chuángbiān shèzhìle hùlán.
床边 设置了 护栏。

清拭の案内

☐ まだシャワー浴の許可が出ていないので、代わりに温かいタオルで体をお拭きします。

línyù de xǔkě hái méiyǒu xiàlái,
淋浴 的 许可 还 没有 下来,
wǒ yòng wēn máojīn lái gěi nín cāshì
我 用 温 毛巾 来 给 您 擦拭
shēntǐ.
身体。

☐ 背中を拭くのを手伝います。

wǒ lái bāng nín cābèi.
我 来 帮 您 擦背。

☐ できる限り、ご自分で体を拭いてください。

qǐng jǐnliàng zìjǐ cāshì shēntǐ.
请 尽量 自己 擦拭 身体。

☐ ［カテーテル挿入中］尿管にチューブが入っているため、汚れやすい場所ですので、陰部を洗浄いたします。

niàoguǎn lǐ chāzhe dǎoniàoguǎn, bǐjiào
尿管 里 插着 导尿管，比较
róngyì nòngzāng, suǒyǐ wǒ lái gěi nín
容易 弄脏，所以 我 来 给 您
qīngxǐ yīnbù.
清洗 阴部。

痛みの確認

☐ 一番痛い時を10とすると、今の痛みは1から10のうち、どれくらいですか？

rúguǒ bǎ zuì tòng de děngjí dìngwéi
如果 把 最 痛 的 等级 定为
shí, xiànzài de téngtòng dàyuē shì yī dào
10，现在 的 疼痛 大约 是 1 到
shí zhōng de jǐ jí？
10 中 的 几级？

□ 我慢できる痛みですか？我慢で
きないようであれば、すぐに教
えてください。

nénggòu rěnshòu de téngtòng ma？rúguǒ
能够 忍受 的 疼痛 吗？如果
wúfǎ rěnshòu，qǐng lìkè gàosu wǒ．
无法 忍受，请 立刻 告诉 我。

日常の会話

□ 入ってもよろしいですか？

wǒ néng jìnlái ma？
我 能 进来 吗？

□ 夜はよく眠れましたか？

wǎnshàng shuìmián zhìliàng hǎo ma？
晚上 睡眠 质量 好 吗？

 ええ、よく眠れました。

èn，shuìmián zhìliàng hěn hǎo．
嗯，睡眠 质量 很 好。

□ ご気分はいかがですか？

nín shēntǐ zěnmeyàng？
您 身体 怎么样？

 悪くはないですよ。

bú chà．
不 差。

□ 今日はいいお天気ですね。
今日はあいにくのお天気ですね。

jīntiān tiānqì zhēn hǎo ā．
今天 天气 真 好 啊。/
jīntiān tiānqì bú tài hǎo ā．
今天 天气 不 太 好 啊。

□ 今日外はとても寒いですよ。
今日外はとても暑いですよ。

jīntiān wàimiàn hěn lěng ò．
今天 外面 很 冷 哦。/
jīntiān wàimiàn hěn rè ò．
今天 外面 很 热 哦。

□ 寒くないですか？
暑くないですか？

lěng bu lěng？ rè bu rè？
冷 不 冷？/ 热 不 热？

□ カーテンを開けましょうか？
カーテンを閉めましょうか？

wǒ bāng nín bǎ chuānglián lākāi ba？
我 帮 您 把 窗帘 拉开 吧？/
wǒ bāng nín bǎ chuānglián lāshàng ba？
我 帮 您 把 窗帘 拉上 吧？

□ もうすぐ昼食ですよ。

hěn kuài jiùyào chī wǔcān le．
很 快 就要 吃 午餐 了。

食事止めの場合

☐ 症状が改善するまでは食事を止めなければなりません。

在 症状 好转 之前，
zài zhèngzhuàng hǎozhuǎn zhīqián,

必须 停止 进食。
bìxū tíngzhǐ jìnshí.

☐ 水は飲んでいただいてかまいません。

可以 喝 水。
kěyǐ hē shuǐ.

酸素吸入の場合

☐ （血中の）酸素が不足しているようなので、酸素補給のためのチューブを鼻につけます。

（血液 中）氧气 含量 不足，
(xuèyè zhōng) yǎngqì hánliàng bùzú,

我 给 您 在 鼻子 处 安上
wǒ gěi nín zài bízi chù ānshàng

用于 补充 氧气 的 软管。
yòngyú bǔchōng yǎngqì de ruǎnguǎn.

☐ （チューブは）ご自分で外してはいけません。私たちが行います。

（软管）不 能 自己 拔掉。
(ruǎnguǎn) bù néng zìjǐ bádiào.

由 我们 来 拔。
yóu wǒmen lái bá.

☐ ［機器装着中］この機器は外さないでください。状態が良くなりましたら私たちが外します。

请 不要 摘下 这个 机器。
qǐng búyào zhāixià zhège jīqì.

状态 改善 时，我们 会 来
zhuàngtài gǎishàn shí, wǒmen huì lái

摘。
zhāi.

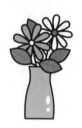

● 一般的な症状一覧

頭痛	tóutòng **头痛**	血尿	xuèniào **血尿**
めまい（回転性）	tóuyūn yǎnhuā （huízhuǎnxìng） **头晕 眼花（回转性）**	排尿時痛	páiniào shí tòng **排尿 时 痛**
めまい（ふらつき）	tóuyūn yǎnhuā (yáohuǎng) **头晕 眼花〔摇晃〕**	排尿困難	páiniào kùnnan **排尿 困难**
目の充血	yǎnjing chōngxuè **眼睛 充血**	尿失禁	niàoshījìn **尿失禁**
かすみ目	yǎnjing móhu **眼睛 模糊**	血便	biànxiě **便血**
目やに	yǎnshǐ **眼屎**	不正出血	bú zhèngcháng chūxuè **不 正常 出血**
耳鳴り	ěrmíng **耳鸣**	帯下	báidài **白带**
鼻づまり	bísè **鼻塞**	寒気	fālěng **发冷**
鼻水	bítì **鼻涕**	発熱	fārè **发热**
鼻血	bíxiě **鼻血**	微熱	wēirè **微热**
咳	késou **咳嗽**	貧血	pínxuè **贫血**
痰	tán **痰**	立ちくらみ	měngrán zhànqǐ yǎnqián fāhēi **猛然 站起 眼前 发黑**
喉が痛い	hóulóngtòng **喉咙痛**	倦怠感	píláogǎn **疲劳感**
歯が痛い	yáchǐtòng **牙齿痛**	アレルギー	guòmǐn **过敏**
吐血	tùxiě **吐血**	浮腫み	fúzhǒng **浮肿**
喀血	kěxiě **咯血**	腫れる	zhǒngzhàng **肿胀**
動悸がする	xīnjì **心悸**	かゆみ	sàoyǎng **瘙痒**
息苦しい	hūxī kùnnan **呼吸 困难**	湿疹	shīzhěn **湿疹**
胸が痛い	xiōngtòng **胸痛**	ひきつけ	jìngluán **痉挛**
胸焼け	wèizhuórè **胃灼热**	脱水	tuōshuǐ **脱水**
吐き気	ěxin **恶心**	出血する	chūxuè **出血**
嘔吐	ǒutù **呕吐**	黄疸	huángdǎn **黄疸**
腰痛	yāotòng **腰痛**	麻痺	mábì **麻痹**
便秘	biànmì **便秘**	しびれ	mámù **麻木**
下痢	fùxiè **腹泻**	体重減少	tǐzhòng xiàjiàng **体重 下降**
頻尿	niàopín **尿频**	腫瘤	zhǒngliú **肿瘤**

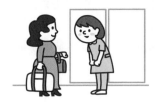

　退院が決まった時は、退院後、日常生活に戻ってから困ることがないよう、患者さんと一緒に確認し、準備を行います。

場面 ～ 患者さんが退院します ～

□ 退院の許可が出たことを伝える	□ 薬が足りるかを確認する	□ 次回外来日を伝える	□ 退院後の自宅での対応を伝える

語彙

退院する	chūyuàn 出院	チュウユエン
許可する	xǔkě 许可	シュイコァ
宅配便	kuàidì 快递	クァイディ
傷	shāngkǒu 伤口	シャンコウ
こする	róucuo 揉搓	ロウツオ
外来受診	ménzhěn jiùzhěn 门诊 就诊	メンジェン ジュジェン
睡眠薬	ānmiányào 安眠药	アンミェンヤオ
処方する	kāi chǔfāng 开 处方	カイ チュウファン

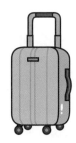

最重要フレーズ

míngtiān chūyuàn .
⊕ 明天　出院。
ミンティェン チュウユェン。
（明日退院になります。）

qǐng búyào shǐjìn róucuo.
⊕ 请 不要 使劲 揉搓。
チン ブーヤオ シージン ロウツオ。
（強くこすらないようにしてください。）

xiàcì ménzhěn shíjiān shì wǔyuè shí rì .
⊕ 下次 门诊 时间 是 5 月 10 日。
シャツー メンジェン シージェン シー ウーユエ シールィ。
（次回の外来は5月10日です。）

重要ポイント

ポジティブな声掛けを、心掛けましょう。

nín shì chūyuàn, duì ma ?
⊕退院ですね。 您 是 出院，对 吗？
ニン シー チュウユェン, ドゥイ マ

zhùhè nín !
⊕おめでとうございます! 祝贺 您！
ジュウホァ ニン！

qǐng búyào tài miǎnqiǎng .
⊕あまり無理をしないように 请 不要 太 勉强。
　してください。 チン ブーヤオ タイ ミェンチァン。

qǐng bǎozhòng shēntǐ .
⊕お大事にしてください。 请 保重 身体。
チン バオジョン シェンティー。

127

退院時案内

基本

退院許可が出たことを伝える

☐ 医師から退院の許可が出ました。

yīshēng shuō kěyǐ chūyuàn le .
医生 说 可以 出院 了。

☐ 明日退院になります。

míngtiān chūyuàn .
明天 出院。

退院前後の確認事項を伝える

☐ 次の外来受診まで、お薬の数は
足りますか?

dào xiàcì ménzhěn, yàowù de shùliàng
到 下次 门诊，药物 的 数量
gòu ma ?
够 吗？

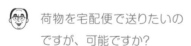 睡眠薬だけ足りません。

zhǐyǒu ānmiányào búgòu .
只有 安眠药 不够。

☐ わかりました。医師に処方を依
頼します。

wǒ míngbai le , wǒ qù qǐng yīshēng kāi
我 明白 了，我 去 请 医生 开
chǔfāng .
处方。

☐ 明日は、ご家族のお迎えは来ま
すか?

míngtiān jiārén huì lái yíngjiē nín ma ?
明天 家人 会 来 迎接 您 吗？

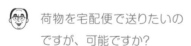 いいえ、来ません。

bù , bù lái .
不，不 来。

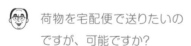 荷物を宅配便で送りたいの
ですが、可能ですか?

wǒ xiǎng yòng kuàidì lái jì xíngli , kěyǐ
我 想 用 快递 来 寄 行李，可以
ma ?
吗？

□ 宅配便用の用紙があるので、記入して、用紙に書いてある電話番号に電話をしてください。

zhèlǐ yǒu kuàidì de jìjiàndān, tiánxiěwán
这里 有 快递 的 寄件单，填写完
zhīhòu, qǐng bōdǎ jìjiàndān shàng
之后，请 拨打 寄件单 上
de diànhuà hàomǎ.
的 电话 号码。

□ 退院ですね。

nín shì chūyuàn, duì ma?
您 是 出院，对 吗？

□ あまり無理をしないようにしてください。

qǐng búyào tài miǎnqiǎng.
请 不要 太 勉强 。

□ 数日はできるだけ安静にしてください。

qǐng jǐnliàng jìngyǎng jǐ tiān.
请 尽量 静养 几 天。

□ これが紹介状です。

zhè shì jièshàoxìn.
这 是 介绍信。

□ 一週間後に抜糸します。

yì zhōu hòu chāixiàn.
一 周 后 拆线。

□ 次回の外来は5月10日です。

xiàcì ménzhěn shíjiān shì wǔyuè shí rì.
下次 门诊 时间 是 5 月 10 日。

□ お大事にしてください。

qǐng bǎozhòng shēntǐ.
请 保重 身体。

バリエーション

退院後の自宅での対応

退院したら、この傷はどうしたらよいですか？

chūyuàn hòu, zhège shāngkǒu gāi zěnme bàn
出院 后，这个 伤口 该 怎么 办
ne?
呢？

□ 傷はそのままで問題ありません。

shāngkǒu jiù zhèyàng méishì.
伤口 就 这样 没事。

□ シャワーを浴びることも可能です。

nín yě kěyǐ línyù.
您 也 可以 淋浴。

□ 強くこすらないようにしてください。

qǐng búyào shǐjìn róucuo.
请 不要 使劲 揉搓。

☐ 入浴は、次の外来で確認してください。

guānyú pàozǎo, qǐng zài xiàcì ménzhěn
关于 泡澡，请 在 下次 门诊
shí xiàng yīshēng quèrèn.
时 向 医生 确认。

コラム5 時刻の表現について

中国語での基本的な時間の表現を学びましょう。

～時	～点 (diǎn)	～頃	～左右 (zuǒyòu)
～分	～分 (fēn)	例) 午後4時頃	下午 四点 左右 (xiàwǔ sì diǎn zuǒyòu)
午前	上午 (shàngwǔ)	～ちょうど	～钟 (zhōng)
午後	下午 (xiàwǔ)	例) 午前11時ちょうど	上午 十一 点 钟 (shàngwǔ shíyí diǎnzhōng)
例) 午前9時	上午 九点 (shàngwǔ jiǔ diǎn)	「～時間」「～分間」は次のように表現します。	
午後2時	下午 两点 (xiàwǔ liǎng diǎn)	～時間	～小时 (xiǎoshí)
～半 (30分)	～半 (bàn)	例) 2時間	两个 小时 (liǎng gè xiǎo shí)
例) 午後5時半	下午 五点 半 (xiàwǔ wǔ diǎn bàn)	～分間	～分钟 (fēnzhōng)
15分	一刻 (yí kè)	例) 20分間	二十 分钟 (èrshí fēnzhōng)
例) 午前10時15分	上午 十点 一刻 (shàngwǔ shí diǎn yí kè)		

コラム6　日付の表現について

中国語での曜日の表記について学びましょう。
曜日の表現は「星期」「周」「礼拝」の３種類あり、「星期」は書き言葉・話し言葉で用いられ、「周」は書き言葉、「礼拝」は話し言葉で用いられます。

月曜日	xīngqīyī 星期一	zhōuyī 周一	lǐbàiyī 礼拝一
火曜日	xīngqī'èr 星期二	zhōu'èr 周二	lǐbài'èr 礼拝二
水曜日	xīngqīsān 星期三	zhōusān 周三	lǐbàisān 礼拝三
木曜日	xīngqīsì 星期四	zhōusì 周四	lǐbàisì 礼拝四
金曜日	xīngqīwǔ 星期五	zhōuwǔ 周五	lǐbàiwǔ 礼拝五
土曜日	xīngqīliù 星期六	zhōuliù 周六	lǐbàiliù 礼拝六
日曜日	xīngqītiān　xīngqīrì 星期天 / 星期日	zhōurì 周日	lǐbàitiān　lǐbàirì 礼拝天 / 礼拝日

● 時間・単位・回数の表現

朝	zǎoshàng 早上	明日	míngtiān 明天
昼	zhōngwǔ 中午	今週	zhèzhōu 这周
夕方	bàngwǎn 傍晚	先週	shàngzhōu 上周
夜	yèlǐ 夜里	来週	xiàzhōu 下周
早朝	zǎochen 早晨	＿＿秒	miǎo ＿秒
深夜	shēnyè 深夜	＿＿分	fēn ＿分
午前	shàngwǔ 上午	＿＿時間	xiǎoshí ＿小时
午後	xiàwǔ 下午	１日１回	yì tiān yí cì 一天１次
今日	jīntiān 今天	１日２回	yì tiān liǎng cì 一天２次
昨日	zuótiān 昨天	１日＿＿回 （３回以上の場合）	yì tiān　cì sān cì yǐshàng shí 一天＿次（3次以上时）

II 看護師

3-①…手術
（術前訪問）

　患者さんにとって手術は不安であり、心配な治療です。今後何が起こるのか、どのようなことが行われるのかを丁寧に伝えることで、患者さんの不安を少しでも解消してあげたいものです。東大病院では年間1万件以上の手術が行われています。

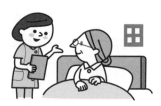

場面　～ 患者さんが手術を受けます ～

| □本人確認をする | □手術部位を確認する | □アレルギーの有無を確認する | □痛みやしびれを確認する | □当日の流れを確認する |

語彙

説明する	shuōmíng 说明	シュオミン
麻酔する	mázuì 麻醉	マーズイ
手術	shǒushù 手术	ショウシュウ
(あなたの)主治医	nín de zhǔzhì yīshēng （您 的）主治 医生	(ニン ダ)ジュウジー イーション
点滴	diǎndī 点滴	ディエンディ
ゴム製品	xiàngjiāo zhìpǐn 橡胶 制品	シァンジャオ ジーピン
関節	guānjié 关节	グァンジエ
しびれ	mámù 麻木	マームゥ
入れ歯	jiǎyá 假牙	ジャアヤー
外す	zhāixià 摘下	ジャイシア
体位	tǐwèi 体位	ティーウェイ

132

最重要フレーズ

míngtiān, wǒ zài shǒushùshì lǐ děng nín.
⊕ 明天，我 在 手术室 里 等 您。

ミンティエン，ウオ ザイ ショウシュウシー リードン ニン。
（明日、手術室でお待ちしています。）

wǒ lái quèrèn yíxià nín shìfǒu duì shǒushù zhōng shǐyòng de yàojì、
⊕ 我 来 确认 一下 您 是否 对 手术 中 使用 的 药剂、

xiāodúyè yǐjí jiāodài děng guòmǐn.
消毒液 以及 胶带 等 过敏。

ウオ ライ チュエレン イーシァ ニン シーフォウ ドゥイ ショウシュウ ジョン シーヨン ダ ヤオジー、
シァオドゥイエ イージー ジャオダイドン グオミン。
（手術で使用する薬剤や消毒薬、テープなどでアレルギーがないかを確認させ
ていただきます。）

jīnwǎn qǐng hǎohǎo xiūxi.
⊕ 今晚 请 好好 休息。

ジンワン チン ハオハオ シウシ。
（今晩はよくお休みください。）

重要ポイント

アレルギー反応の有無等を確認する表現を学びましょう。。

yǒuguò yīn jiǔjīngmián yǐnqǐ pífū hóngzhǒng
❶アルコール綿でかぶれた　有过 因 酒精棉 引起 皮肤 红肿
ことはありますか？
de qíngkuàng ma?
的 情况 吗？

ヨウグオ イン ジゥジンミェン インチー ピーフゥ ホンジョン
ダ チンクァン マ？

zhīqián yǒuguò yīn yīyuàn tiē de jiāodài yǐnqǐ
❶これまでに病院で貼られ　之前 有过 因 医院 贴 的 胶带 引起
たテープでかぶれたこと
はありますか？
pífū hóngzhǒng de qíngkuàng ma?
皮肤 红肿 的 情况 吗？

ジーチェン ヨウグオ イン イーユェン ティエ ダ ジャオダイ インチー ピー
フゥ ホンジョン ダ チンクァン マ？

yǒuguò yīn xiàngjiāo zhìpǐn yǐnqǐ pífū hóngzhǒng
❶ゴム製品でかぶれたこと　有过 因 橡胶 制品 引起 皮肤 红肿
はありますか？
de qíngkuàng ma?
的 情况 吗？

ヨウグオ イン シャンジャオ ジーピン インチー ピーフゥ ホンジョン ダ
チンクァン マ？

術前訪問 (⇒第4章 イラスト⑦⑧参照)

基本

□ こんにちは。手術室看護師の佐藤です。

nín hǎo, wǒ shì shǒushùshì hùshi
您好，我是手术室护士
Zuǒténg。
佐藤。

□ 術前の説明と確認に伺いました。

wǒ lái zuò yíxià shǒushù qián de
我来做一下手术前的
shuōmíng yǐjí quèrèn yìxiē shìxiàng。
说明 以及 确认 一些 事项。

□ ここで10分程度、お話ししてもよろしいでしょうか?

xiànzài, wǒ kěyǐ hé nín shuō
现在，我可以和您说
shí fēn zhōng zuǒyòu ma？
10分钟左右吗？

□ リストバンドを見せてください。

qǐng chūshì yíxià wàntào。
请出示一下腕套。

□ フルネームを教えてください。

qǐng gàosu wǒ nín de xìngmíng。
请告诉我您的姓名。

□ ご不明な点はいつでも質問してください。

rúguǒ yǒu shénme bù míngbai de dìfang,
如果有什么不明白的地方，
qǐng suíshí lái zīxún。
请随时来咨询。

□ 日本語を話すことはできますか。

nín huì Rìyǔ ma？
您会日语吗？

□ 麻酔に関する説明を麻酔科医から受けましたか?

mázuìkē yīshēng xiàng nín shuōmíngguò
麻醉科医生向您说明过
yǒuguān mázuì de xiàngguān shìxiàng ma？
有关麻醉的相关事项吗？

□ 麻酔に関して何か質問はありますか。

guānyú mázuì, yǒu shénme wèntí ma？
关于麻醉，有什么问题吗？

□ 麻酔科医に確認いたします。

wǒ gēn mázuìkē yīshēng quèrèn yíxià。
我跟麻醉科医生确认一下。

☐ 全身麻酔に関することは麻酔科
医より説明いたします。

quánshēn mázuì de xiāngguān shìxiàng huì
全身 麻醉的 相关 事项 会
yóu mázuìkē yīshēng lái shuōmíng.
由 麻醉科 医生 来 说明。

☐ 明日は右側の手術ですね?

míngtiān shì yòubiān de shǒushù ba?
明天 是 右边 的 手术 吧?

☐ 明日は心臓の手術ですね?

míngtiān shì xīnzàng de shǒushù ba?
明天 是 心脏 的 手术 吧?

☐ 手術に関して質問はありますか?

guānyú shǒushù, hái yǒu shénme wèntí ma?
关于 手术, 还 有 什么 问题 吗?

☐ 主治医に確認いたします。

wǒ gēn zhǔzhì yīshēng quèrèn yíxià.
我 跟 主治 医生 确认 一下。

手術室での流れの確認

☐ 手術室での流れの説明をします。

xiànzài jièshào shǒushùshì de liúchéng.
现在 介绍 手术室 的 流程。

☐ 手術室に入室したら、ベッドに横
になってください。

jìnrù shǒushùshì zhīhòu, qǐng
进入 手术室 之后, 请
tǎngzài chuáng shàng.
躺在 床 上。

☐ その後、血圧と心電図の測定を
開始します。

zhīhòu, kāishǐ cèliáng xuèyā yǔ
之后, 开始 测量 血压 与
xīndiàntú.
心电图。

☐ それから点滴をします。

jiēzhe guà diǎndī.
接着 挂 点滴。

第3章 職種別シーンマニュアル ……… 看護師（手術）

135

□ その後、麻酔科医が麻酔を開始
します。

zhīhòu, mázuìkē yīshēng kāishǐ mázuì.
之后，麻醉科 医生 开始 麻醉。

アレルギーの確認

□ アレルギーに関することをいく
つかお尋ねします。

xúnwèn jǐ ge yǒuguān guòmǐn de wèntí.
询问 几个 有关 过敏 的 问题。

□ 何かアレルギーはありますか?

nín duì shénme dōngxi guòmǐn ma?
您 对 什么 东西 过敏 吗?

□ アルコール綿でかぶれたことは
ありますか?

yǒuguò yīn jiǔjīngmián yǐnqǐ pífū
有过 因 酒精棉 引起 皮肤
hóngzhǒng de qíngkuàng ma?
红肿 的 情况 吗?

□ ヨード剤でかぶれたことはありま
すか?

yǒuguò yīn diǎnyàojì yǐnqǐ pífū
有过 因 碘药剂 引起 皮肤
hóngzhǒng de qíngkuàng ma?
红肿 的 情况 吗?

□ これまでに服用したお薬でアレ
ルギー反応が起こったことはあ
りますか?

zhīqián yǒuguò yīn fúyào yǐnqǐ guòmǐn
之前 有过 因 服药 引起 过敏
fǎnyìng de qíngkuàng ma?
反应 的 情况 吗?

□ それは何というお薬でしたか?

nà yào de míngchēng jiào shénme?
那 药 的 名称 叫 什么?

□ どのような反応が出ましたか?

chūxiànle zěnyàng de fǎnyìng
出现了 怎样 的 反应?

□ これまでに病院で貼られたテー
プでかぶれたことはありますか?

zhīqián yǒuguò yīn yīyuàn tiē de jiāodài
之前 有过 因 医院 贴 的 胶带
yǐnqǐ pífū hóngzhǒng de qíngkuàng ma?
引起 皮肤 红肿 的 情况 吗?

- どのようなテープでアレルギーが起こりますか？

  yīn zěnyàng de jiāodài yǐnqǐ guòmǐn de
  因 怎样 的 胶带 引起 过敏 的
  ne?
  呢？

- 紙製やビニール製ですか？

  shì zhǐzhì huò sùliàozhì de chǎnpǐn ma?
  是 纸制 或 塑料制 的 产品 吗？

- 何色ですか？

  shénme yánsè?
  什么 颜色？

- ゴム製品でかぶれたことはありますか？

  yǒuguò yīn xiàngjiāo zhìpǐn yǐnqǐ pífū
  有过 因 橡胶 制品 引起 皮肤
  hóngzhǒng de qíngkuàng ma?
  红肿 的 情况 吗？

- 食べ物のアレルギーはありますか？

  yǒu shíwù guòmǐn ma?
  有 食物 过敏 吗？

- 手術ではアレルギーを起こすものは使わないようにしますので、ご安心ください。

  shǒushù zhōng wǒmen bú huì shǐyòng yǐnqǐ
  手术 中 我们 不 会 使用 引起
  guòmǐn fǎnyìng de dōngxi, qǐng fàngxīn.
  过敏 反应 的 东西，请 放心。

- ラテックスアレルギーがあることがわかりましたので、担当医に相談いたします。

  nín duì rǔjiāo guòmǐn zhè jiàn shì,
  您 对 乳胶 过敏 这 件 事，
  wǒ zhīdào le. wǒ gēn dāndāng yīshēng
  我 知道 了。我 跟 担当 医生
  shāngliang yíxià.
  商量 一下。

痛み・可能な体位の確認

- 関節や皮膚についてお伺いします。

  xiànzài wǒ xúnwèn yíxià guānjié、
  现在 我 询问 一下 关节、
  pífū de xiāngguān qíngkuàng.
  皮肤 的 相关 情况 。

- 関節で、動かしづらいところはありますか？

  yǒu méiyǒu huódòng kùnnan de guānjié?
  有 没有 活动 困难 的 关节？

☐ このような体位を取ることがで
きますか?

nín néng zuò zhège tǐwèi ma?
您 能 做 这个 体位 吗?

☐ どのような体位が楽だと感じま
すか?

nín juéde zěnyàng de tǐwèi bǐjiào shūfu?
您 觉得 怎样 的 体位 比较 舒服?

☐ 擦り傷、湿疹、赤み、打身など
の皮膚に問題がある箇所はあり
ますか?

shēnshàng yǒu cāshāng、 shīzhěn、 hóngdiǎn、
身上 有 擦伤、 湿疹、 红点、
zhuàngshāng děng pífū wèntí ma?
撞伤 等 皮肤 问题 吗?

☐ 皮膚に異常が出やすいですか?

pífū róngyì chūxiàn yìcháng ma?
皮肤 容易 出现 异常 吗?

☐ 皮膚を確認させてください。

wǒ lái quèrèn yíxià nín pífū de
我 来 确认 一下 您 皮肤 的
qíngkuàng.
情况 。

☐ 痛みはありますか?

gǎndào téngtòng ma?
感到 疼痛 吗?

☐ どこが痛みますか?

nǎlǐ tòng?
哪里 痛?

☐ どうすると痛みはやわらぎます
か?

zěnme zuò téngtòng huì jiǎnqīng?
怎么 做 疼痛 会 减轻?

☐ 横になると痛みは強くなります
か?

tǎngxià de huà téngtòng huì jiājù ma?
躺下 的 话 疼痛 会 加剧 吗?

☐ どうすると(痛みは)強くなりま
すか?

zěnme zuò(téngtòng)huì jiājù?
怎么 做(疼痛)会 加剧?

☐ 明日は痛みがやわらぐよう、クッ
ションを使います。

míngtiān wèi jiǎnqīng téngtòng, wǒ huì
明天 为 减轻 疼痛, 我 会
ràng nín shǐyòng kàodiàn.
让 您 使用 靠垫。

□ 手や脚にしびれを感じますか？

shǒujiǎo gǎndào mámù ma？
手脚 感到 麻木 吗？

□ 右と左ではどちらのしびれが強いですか？

yòubiān yǔ zuǒbiān，nǎbiān de mámù
右边 与 左边，哪边 的 麻木
chéngdù gèng qiáng？
程度 更 强？

当日の流れの確認

□ 手術室へ入室する際の準備について説明します。

wǒ lái jièshào yíxià jìnrù shǒushùshì shí
我 来 介绍 一下 进入 手术室 时
de zhǔnbèi shìxiàng．
的 准备 事项。

□ 手術時に、アクセサリー等は外してください。

shǒushù shí，qǐng zhāixià shǒushì děng．
手术 时，请 摘下 首饰 等。

□ 顔色や爪の色を確認したり、指にモニターを取り付けたりしますので、マニキュアを落とし、お化粧はしないでください。

wǒmen huì quèrèn nín de qìsè、
我们 会 确认 您 的 气色、
zhǐjiǎ yánsè，huòzhě huì zài nín de
指甲 颜色，或者 会 在 您 的
shǒuzhǐ pèidài jiāncèqì，suǒyǐ qǐng qùchú
手指 佩戴 监测器，所以 请 去除
měijiǎ，bìngqiě búyào huàzhuāng．
美甲，并且 不要 化妆。

□ 入れ歯やぐらぐらしている歯はありますか？

yǒu méiyǒu jiǎyá huò sōngdòng de yáchǐ？
有 没有 假牙 或 松动 的 牙齿？

□ 手術前には入れ歯を外さなければなりません。

shǒushù qián bìxū zhāixià jiǎyá．
手术 前 必须 摘下 假牙。

□ 補聴器やかつらは使用していますか？

nín shǐyòng zhùtīngqì huò jiǎfà ma？
您 使用 助听器 或 假发 吗？

□ 補聴器が必要な場合は、ケースもお持ちください。

rúguǒ xū shǐyòng zhùtīngqì，qǐng bǎ
如果 需 使用 助听器，请 把
hézi yě yì qǐ dàiguòlái．
盒子 也 一 起 带过来。

☐ 麻酔がかかる前には（補聴器を）
外さなければなりません。

zài mázuì zhīqián， bìxū zhāixià
在 麻醉 之前，必须 摘下
（zhùtīngqì）.
（助听器）。

☐ 電気メスを使用するため、アク
セサリーをすべて外さなければ、
感電や火傷をしてしまう可能性
があります。

yīnwèi wǒmen yào shǐyòng diànzi shǒushùdāo,
因为 我们 要 使用 电子 手术刀，
suǒyǐ rúguǒ bù zhāixià suǒyǒu shǒushì de
所以 如果 不 摘下 所有 首饰 的
huà, yǒu kěnéng huì yǐnqǐ gǎndiàn,
话，有 可能 会 引起 感电、
shāoshāng.
烧伤 。

☐ 腕時計を外さなければなりませ
ん。

bìxū zhāixià shǒubiǎo.
必须 摘下 手表 。

☐ 眼鏡を外さなければなりません。

bìxū zhāixià yǎnjìng.
必须 摘下 眼镜。

☐ ヘアピンや指輪、イヤリングや
ネックレス等のアクセサリーをす
べて外さなければなりません。

bìxū zhāixià fàjiā 、 jièzhǐ 、 ěrhuán
必须 摘下 发夹、戒指、耳环
yǐjí xiàngliàn děng suǒyǒu shǒushì.
以及 项链 等 所有 首饰。

☐ こちらからの手術前の質問は以
上です。

yǐshàng jiùshì shǒushù zhīqián xiàng nín
以上 就是 手术 之前 向 您
xúnwèn de wèntí.
询问 的 问题。

☐ 何かご質問はございますか？

nín yǒu shénme wèntí ma ?
您 有 什么 问题 吗 ?

☐ 明日は10時に病棟の看護師と
一緒に手術室に来ていただきま
す。

míngtiān shí diǎn qǐng yǔ bìngfáng hùshi
明天 10 点 请 与 病房 护士
yìqǐ dào shǒushùshì.
一起 到 手术室。

□ 明日、手術室でお待ちしています。

míngtiān, wǒ zài shǒushùshì lǐ děng nín.
明天，我 在 手术室 里 等 您。

□ 何か気になることがありましたら、いつでも遠慮なくご質問ください。

rúguǒ yǒu shénme dānxīn de dìfang de
如果 有 什么 担心 的 地方 的
huà, huānyíng suíshí lái zīxún.
话，欢迎 随时 来 咨询。

□ 今晩はよくお休みください。

jīnwǎn qǐng hǎohǎo xiūxi.
今晚 请 好好 休息。

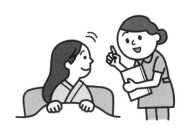

Ⅱ 看護師

3-②…手術
（入室・退室）

　入室時は患者さんの本人確認や手術部位、アレルギーなどを最終確認するとともに、これから迎える手術に対する不安に配慮する必要があります。退室時は手術・麻酔覚醒後の変化に配慮し、問題がないか確認するとともに、手術を終えたことをねぎらう声掛けが大切です。

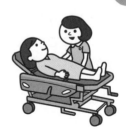

▌場面　~ 患者さんが手術当日を迎えました ~

［入室］

| □本人確認をする | □手術部位を確認する | □マーキングを確認する | □手術室を確認する | □安心できるような言葉をかける |

［退室］

| □痛みの有無を確認する | □痰を吸引する | □ベッドに移動する | □病棟の看護師に引き継ぐ |

▌語彙

確認する	quèrèn 确认	チュエレン
病棟看護師	bìngfáng hùshi 病房 护士	ビンファン フゥシ
手術帽	shǒushùmào 手术帽	ショウシュウマオ
装飾品	zhuāngshìpǐn 装饰品	ジュアンシーピン
手術室	shǒushùshì 手术室	ショウシュウシー
転ぶ	diēdǎo 跌倒	ディエダオ
緊張する	jǐnzhāng 紧张	ジンジャン
リラックスする	fàngsōng 放松	ファンソン
痛み	téngtòng 疼痛	トントン
痰	tán 痰	タン

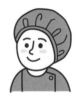

最重要フレーズ

jīntiān zuò shǒushù de shì shēntǐ de nǎge bùwèi ?
⊕ 今天 做 手术 的是身体 的 哪个 部位？
ジンティエン ズオ ショウシュウ ダ シー シェンティー ダ ナーガ ブーウェイ?
（今日手術する体の部位はどこですか?）

qǐng dāngxīn diēdǎo .
⊕ 请 当心 跌倒。
チン ダンシン ディエダオ。
（転ばないように気をつけてください。）

nín yǒu méiyǒu téngtòng de dìfang ?
⊕ 您 有 没有 疼痛 的 地方？
ニン ヨウ メイヨウ トントン ダ ディファン?
（痛いところはありますか?）

jiēxiàlái wǒmen huí bìngfáng .
⊕ 接下来 我们 回 病房。
ジエ シャライ ウオメン ホイ ビンファン。
（これから病室にもどります。）

重要ポイント

手術前に少しでも安心してもらえるような言葉を掛けることができるよう、いくつかの表現を覚えてみてください。

⊕緊張されていますか？

nín jǐnzhāng ma ?
您 紧张 吗？
ニン ジンジャン マ?

⊕手術中は私たちが一緒におります。安心してください。

shǒushù guòchéng zhōng, wǒmen huì yìzhí péibàn nín,
手术 过程 中，我们 会 一直 陪伴 您，
qǐng fàngxīn .
请 放心。
ショウシュウ クオチョン ジョン，ウオメン ホイ イージー ペイバン ニン，
チン ファンシン。

⊕何かございましたら、遠慮なくお声掛けください。

rúguǒ yǒu shénme wèntí , qǐng suíshí gàosu wǒ .
如果 有 什么 问题，请 随时 告诉 我。
ルゥグオ ヨウ シェンマ ウェンティー，チン スイシー ガオス ウオ。

Date ▱▱▱▱▱

入室 (⇒第4章 イラスト⑦⑧参照)

基本

☐ お待たせしました。
ràng nín jiǔ děng le .
让 您 久 等 了。

☐ 椅子にお掛けください。
qǐng zuò .
请 坐。

☐ 担当看護師の佐藤です。
wǒ shì dāndāng hùshi Zuǒténg .
我 是 担当 护士 佐藤。

☐ ご家族の付き添いはこのドアま
です。
péihù jiārén qǐng dào zhè shàn ménwài .
陪护 家人 请 到 这 扇 门外。

☐ フルネームを教えてください。
qǐng gàosu wǒ nín de xìngmíng .
请 告诉 我 您的 姓名。

☐ 生年月日を教えてください。
qǐng gàosu wǒ nín de chūshēng niányuèrì .
请 告诉 我 您的 出生 年月日。

☐ 今日手術する体の部位はどこで
すか?
jīntiān zuò shǒushù de shì shēntǐ de nǎge
今天 做 手术 的 是 身体 的 哪个
bùwèi ?
部位?

☐ 今日手術するのは右側ですか、
それとも左側ですか?
jīntiān zuò shǒushù de shì yòubiān háishi
今天 做 手术 的 是 右边 还是
zuǒbiān ?
左边?

☐ マーキングを確認させてください。
ràng wǒ lái quèrèn yíxià biāojì .
让 我 来 确认 一下 标记。

☐ ご本人確認のためにリストバンド
を確認させてください。
wèile quèrèn shì běnrén， ràng wǒ lái
为了 确认 是 本人， 让 我 来
quèrèn yíxià wàntào .
确认 一下 腕套。

☐ ご本人確認のためにバーコード
を確認させてください。
wèile quèrèn shì běnrén， ràng wǒ lái
为了 确认 是 本人， 让 我 来
quèrèn yíxià tiáoxíngmǎ .
确认 一下 条形码。

☐	病棟の看護師と話しますので、少々お待ちください。	wǒ yào gēn bìngfáng hùshi shuō jǐ jù huà, 我 要 跟 病房 护士 说 几 句话, qǐng shāo děng. 请 稍 等。
☐	ブランケットをお掛けします。	wǒ gěi nín gàishàng máotǎn. 我 给 您 盖上 毛毯。
☐	ゴム製品のアレルギーはありますか?	nín duì xiàngjiāo zhìpǐn guòmǐn ma? 您 对 橡胶 制品 过敏 吗?
☐	アレルギーが無いようであれば、この手術帽を着用してください。	rúguǒ bú guòmǐn de huà, qǐng dàishàng 如果 不 过敏 的话, 请 戴上 zhè dǐng shǒushùmào. 这 顶 手术帽。
☐	アレルギーがある場合は、こちらのゴムが使われていない手術帽を着用してください。	rúguǒ guòmǐn de huà, qǐng dàishàng zhè 如果 过敏 的话, 请 戴上 这 dǐng wèi shǐyòng xiàngjiāo de shǒushùmào. 顶 未 使用 橡胶 的 手术帽。
☐	アクセサリー等はすべて外してありますか?	shǒushì děng quán dōu zhāixià le ma? 首饰 等 全 都 摘下 了 吗?
☐	これから手術室へ向かいます。	jiēxiàlái, wǒmen yào qù shǒushùshì. 接下来,我们 要 去 手术室。
☐	眼鏡がなくても歩けますか?	bú dài yǎnjìng yě néng zǒulù ma? 不 戴 眼镜 也 能 走路 吗?
☐	転ばないように気をつけてください。	qǐng dāngxīn diēdǎo. 请 当心 跌倒。
☐	ゆっくりでいいですよ。	búyòng zháojí, mànmàn zǒu. 不用 着急, 慢慢 走。
☐	あなたの手術室は1番です。	nín de shǒushùshì shì yī hào. 您 的 手术室 是 1 号。
☐	こちらがあなたの手術室です。	zhè shì nín de shǒushùshì. 这 是 您 的 手术室。

□ 緊張されていますか?

nín jǐnzhāng ma ?
您 紧张 吗?

□ 麻酔は心配いりませんよ。

búyòng dānxīn mázuì.
不用 担心 麻醉。

□ 手術は心配いりませんよ。

búyòng dānxīn shǒushù.
不用 担心 手术。

□ 手術室のベッドは温めてありますので、リラックスしていただけると思います。

shǒushùshì de chuáng yǐjīng yùrè le,
手术室 的 床 已经 预热 了,
zhèyàng yīnggāi néng ràng nín fàngsōng.
这样 应该 能 让 您 放松。

□ 手術中は私たちが一緒におります。安心してください。

shǒushù guòchéng zhōng, wǒmen huì yìzhí
手术 过程 中,我们 会 一直
péibànzhe nín, qǐng fàngxīn.
陪伴着 您,请 放心。

□ 何かございましたら、遠慮なくお声掛けください。

rúguǒ yǒu shénme wèntí, qǐng suíshí
如果 有 什么 问题,请 随时
gàosu wǒ.
告诉 我。

退室

- [ ] 手術は終了しました。
  shǒushù jiéshù le.
  手术 结束 了。

- [ ] 痛いところはありますか?
  yǒu téngtòng de dìfang ma?
  有 疼痛 的 地方 吗?

- [ ] 喉が痛みますか?
  hóulóng tòng ma?
  喉咙 痛 吗?

- [ ] 痛みはそのうち良くなります。
  téngtòng huì mànmàn xiāoshi.
  疼痛 会 慢慢 消失。

- [ ] 手や足にしびれを感じますか?
  shǒujiǎo gǎndào mámù ma?
  手脚 感到 麻木 吗?

- [ ] 手や足を動かしてください。
  qǐng huódòng yíxià shǒujiǎo.
  请 活动 一下 手脚。

- [ ] 吐き気はありますか?
  yǒu ěxin de zhèngzhuàng ma?
  有 恶心 的 症状 吗?/
  yǒu ěxin ma? ěxin ma?
  有 恶心 吗?/ 恶心 吗?

- [ ] 痰を吸いますね。
  xiànzài wèi nín xītán.
  现在 为 您 吸痰。

- [ ] 痰を出すために大きく咳をする
  ようにしてください。
  wèi tǔchū tán, qǐng dàshēng késou yíxià.
  为 吐出 痰，请 大声 咳嗽 一下。

- [ ] これから病室に戻ります。
  jiēxiàlái wǒmen huí bìngfáng.
  接下来 我们 回 病房。

- [ ] こちらのベッドに移動します。
  xiànzài yídòngdào zhèbiān de chuángshàng.
  现在 移动到 这边 的 床上 。

- [ ] 私たちが安全に移動させますの
  で、ご自分で動かないでくださ
  い。
  wǒmen huì ānquán de jiāng nín yídòng,
  我们 会 安全 地 将 您 移动，
  qǐng nín búyào dòng.
  请 您 不要 动。

☐ 身体がこちら側（右側）に傾きます。

shēntǐ huì xiàng zhèbiān（yòucè）qīngxié.
身体 会 向 这边（右侧）倾斜。

☐ 背中の下に、敷物を挟みます。

wǒmen yào zài nín de bèi xiàmiàn diàn yì
我们 要 在 您 的 背 下面 垫 一
céng tǎnzi.
层 毯子。

☐ それでは身体を動かします。

nàme，wǒmen jiāng nuódòng nín de shēntǐ.
那么，我们 将 挪动 您 的 身体。

☐ 次は体が反対側（左側）に傾きます。

jiēxiàlái，shēntǐ huì xiàng fǎn fāngxiàng
接下来，身体 会 向 反 方向
（zuǒcè）qīngxié.
（左侧）倾斜。

☐ 病衣を着ましょう。お手伝いいたします。

chuānshàng bìnghàofú ba，wǒ lái bāng nín.
穿上 病号服 吧，我 来 帮 您。

☐ それでは、これから病室に移動します。

nàme，jiēxiàlái wǒmen huí bìngfáng.
那么，接下来 我们 回 病房。

☐ お疲れだと思いますので、しっかりお休みください。

wǒ xiǎng nín yīnggāi lèi le，qǐng hǎohǎo
我 想 您 应该 累 了，请 好好
xiūxi.
休息。

☐ ICU病棟の看護師に引き継ぎます。

xiànzài wǒmen jiāng gōngzuò zhuǎnjiāogěi
现在 我们 将 工作 转交给
ICU bìngfáng de hùshi.
ICU 病房 的 护士。

☐ 今日はゆっくりお休みください。

jīntiān qǐng hǎohǎo xiūxi.
今天 请 好好 休息。

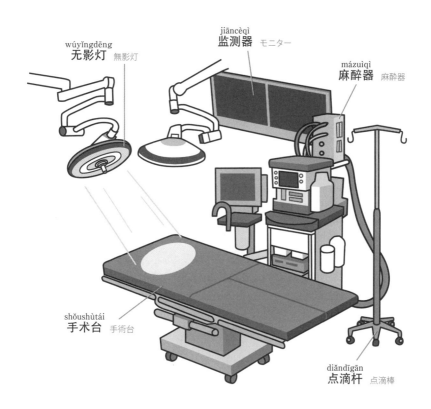

wúyǐngdēng
无影灯 無影灯

jiāncèqì
监测器 モニター

mázuìqì
麻醉器 麻酔器

shǒushùtái
手术台 手術台

diǎndīgān
点滴杆 点滴棒

III 薬剤師　1…お薬窓口

　現在、医薬分業の進展にともない、外来処方箋の調剤は院外の薬局で行うという体制が推奨されています。東大病院でも原則、薬の処方は院外処方としています。ここでは病院のお薬窓口での院外処方箋の取り扱いに関する説明や院外薬局への案内を取り上げています。

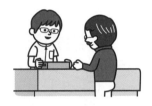

場面　～ 患者さんに院外処方箋の取り扱いについて説明します ～

☐ 院外処方箋を説明する ＞ ☐ 保険薬局を説明する ＞ ☐ 院外処方箋の提出期限を説明する

語彙

処方する	kāi chǔfāng 开 处方	カイ チュウファン
処方箋	chǔfāng 处方	チュウファン
院外	yuànwài 院外	ユェンワイ
薬を受け取る	qǔyào 取药	チュイヤオ
薬局	yàodiàn 药店	ヤオディエン
処方箋発行 より4日以内	chǔfāng kāichū 处方 开出 hòu sì tiān zhīnèi 后 四 天 之内	チュウファン カイチュウ ホウ スー ティエン ジーネイ
提出する	tíjiāo 提交	ティージャオ
治験	línchuáng shìyàn 临床 试验	リンチュアン シーイェン
時間外	guīdìng shíjiān yǐwài 规定 时间 以外	グイディン シージェン イーワイ

内用薬

最重要フレーズ

⊕ wǒ lái quèrèn yíxià chǔfāng.
我 来 确认 一下 处方。
ウオ ライ チュエレン イーシア チュウファン。

（処方箋を確認いたします。）

⊕ zhè fèn chǔfāng shì yuànwài chǔfāng. qǐng dào yuànwài de yībǎo zhǐdìng
这 份 处方 是 院外 处方。请 到 院外 的 医保 指定
yàofáng qǔyào.
药房 取药。
ジョア フェン チュウファン シー ユエンワイ チュウファン。チン タオ ユエンワイダ イーバオ
ジーディン ヤオファン チュイヤオ。

（この処方箋は院外処箋です。外の保険薬局でお薬を受け取ってください。）

⊕ qǐng zài sì tiān yǐnèi tíjiāo chǔfāng qǔyào.
请 在 四 天 以内 提交 处方 取药。
チン ザイ スーティエン イーネイ ティージャオ チュウファン チュイヤオ。

（4日以内に処方箋を出して、お薬を受け取ってください。）

重要ポイント

外国人の患者さんの中には、日本の処方箋の取り扱い方法がわからない方もいます。院外処方箋の取り扱いや保険薬局についての説明は、丁寧にするようにしましょう。

⊕ 日本全国どちらの保険薬局でも受付しています。

Rìběn quánguó de suǒyǒu yībǎo zhǐdìng yàofáng dōu
日本 全国 的 所有 医保 指定 药房 都
shòulǐ.
受理。
ルイベン チュェングオ ダ スオヨウ イーバオ ジーディン ヤオファンドウ
ショウリー。

⊕ 病院の近く、駅前、街中など様々なところに保険薬局があります。

yīyuàn fùjìn、 chēzhàn qiánmiàn、 shìnèi děng gège
医院 附近、 车站 前面 、 市内 等 各个
dìfang dōu yǒu yībǎo zhǐdìng yàofáng.
地方 都 有 医保 指定 药房。
イーユエン フュジン、チョアジャン チェンミェン、シーネイドン ゴアガ
ディファンドウ ヨウ イーバオ ジーディン ヤオファン。

お薬窓口 (⇒第4章 イラスト⑩参照)

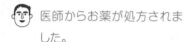

シーンのポイント

【基本】 □ 院外処方箋の説明　　□ 保険薬局の説明
　　　　 □ 院外処方箋の提出期限
【バリエーション】 □ 院内処方できない理由を聞かれた場合の対応例

基本

医師からお薬が処方されました。

yīshēng gěi wǒ kāi chǔfāng le .
医生 给 我 开 处方 了。

□ 処方箋を確認いたします。

wǒ lái quèrèn yíxià chǔfāng .
我 来 确认 一下 处方。

□ 呉さんですね。

Wú xiānsheng duì ma ?
吴 先生 对 吗?

※男性敬称は「先生」、女性敬称は「女士」を使う。

はい。

duì .
对。

院外処方箋の説明

□ この処方箋は院外処方箋です。外の保険薬局でお薬を受け取ってください。

zhè fèn chǔfāng shì yuànwài chǔfāng . qǐng dào
这份 处方 是 院外 处方。请 到
wàimiàn de yībǎo zhǐdìng yàofáng qǔyào .
外面 的 医保 指定 药房 取药。

どこの保険薬局へ持っていけばいいですか。

wǒ gāi dào nǎge yībǎo zhǐdìng yàofáng ?
我 该 到 哪个 医保 指定 药房?

保険薬局の説明

□ 日本全国どちらの保険薬局でも受付しています。

Rìběn quánguó de suǒyǒu yībǎo zhǐdìng
日本 全国 的 所有医保 指定
yàofáng dōu shòulǐ .
药房 都 受理。

□ 病院の近く、駅前、街中など様々
なところに保険薬局があります。

yīyuàn fùjìn 、 chēzhàn qiánmiàn、 shìnèi
医院 附近、 车站 前面、 市内
děng gège dìfang dōu yǒu yībǎo zhǐdìng
等 各个 地方 都 有 医保 指定
yàofáng .
药房。

 いつまでに処方してもらえ
ばいいですか。

xū zài shénme shíhou zhīqián qǔyào ?
需 在 什么 时候 之前 取药？

院外処方箋の提出期限

□ ４日以内に処方箋を出して、
お薬をお受け取りください。

qǐng zài sì tiān yǐnèi tíjiāo chǔfāng qǔyào .
请 在 四 天 以内 提交 处方 取药。

 わかりました。

wǒ mingbai le .
我 明白 了。

□ お大事になさってください。

qǐng bǎozhòng shēntǐ .
请 保重 身体。

バリエーション

院内処方できない理由を聞かれた場合の対応例

 ここではお薬はもらえない
のですか?

zhèlǐ bù néng qǔyào ma ?
这里 不 能 取药 吗？

□ 原則として、当院ではお渡しし
ません。

yuánzé shàng、 běn yīyuàn bú pèi yào .
原则 上，本 医院 不 配 药。

□ 院外にある保険薬局で、お薬を
受け取っていただいています。

tōngcháng wǒmen ràng bìngrén dào yuànwài de
通常 我们 让 病人 到 院外 的
yībǎo zhǐdìng yàofáng qǔyào .
医保 指定 药房 取药。

□ 院内処方の薬の受け取りは、治験薬、希少薬、緊急時や時間外などの特別な場合に限られます。

yuànnèi chǔfāngyào de lǐngqǔ jǐn xiànyú
院内 处方药 的 领取 仅 限于
línchuáng shìyàn yàowù、 xīshǎo yàowù、
临床 试验 药物、稀少 药物、
jǐnjí shí huò guīdìng shíjiān yǐwài děng
紧急 时 或 规定 时间 以外 等
tèshū chǎnghé.
特殊 场合。

●現場での服薬指導に役立つ表現

　患者さんへ薬の説明をする場合に重要なことは、シンプルかつ正確にはっきりと伝えることです。

①薬の服用方法の説明

□1 回＜　＞錠、1 日＜　＞回、＜　＞日間お飲みください。
yí cì lì，yì tiān cì，qǐng fúyòng tiān
一 次 ＜　＞粒，一 天 ＜　＞次，请 服 用 ＜　＞天

□この薬は＜症状＞に飲んでください。
zhège yào qǐng zài fúyòng.
这个 药 请 在 ＜　＞服用。
téngtòng shí fārè shí késou shí
⇒ **疼痛 时** (痛い時) / **发热 时** (熱が出た時) / **咳嗽 时** (咳が出る時) /
fùxiè shí
腹泻 时 (下痢の時)

□この薬は＜いつ＞飲んでください。
zhège yào qǐng zài fúyòng.
这个 药 请 在 ＜　＞服用。
zǎoshàng zhōngwǔ wǎnshàng fànhòu
⇒ **早上** (朝) / **中午** (昼) / **晚上** (夜) / **饭后** (食後) /
liǎng dùn fàn zhōngjiān fànqián shuìqián
两 顿 饭 中间 (食間) / **饭前** (食前) / **睡前** (寝る前)

※薬の剤形に関しては第 4 章 [指さしイラスト] "薬剤の剤形と使用方法一覧" (p.230) もご参照ください。

②薬効の説明

□これは＜疾患＞に対する薬剤です。
zhè shì zhēnduì de yàojì.
这 是 针对 ＜　＞的 药剂。
gāoxuèyā xīnlǜ bùqí gāoxuèzhī
⇒ **高血压** (高血圧) / **心律 不齐** (不整脈) / **高血脂** (高脂血症) /
wèikuìyáng áizhèng guòmǐn yìyùzhèng
胃溃疡 (胃潰瘍) / **癌症** (癌) / **过敏** (アレルギー) / **抑郁症** (うつ病)
xiàochuǎn
/ **哮喘** (喘息)

Ⅲ 薬剤師　　2…持参薬確認

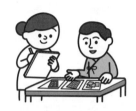

　医療の質の向上および医療安全の確保の観点か
ら、薬剤師が病棟で業務を行う機会が増えてきてい
ます。東大病院でも各病棟に薬剤師を配置し、チー
ム医療の一員として積極的に患者さんの薬物療法に
かかわっています。ここでは、患者さんが入院した
際に行う「持参薬確認」のシーンを取り上げていま
す。持参薬を正確に把握すると共に、服薬アドヒアランスやサプリメント・健康食品などの
服用状況、副作用・アレルギー歴の確認を十分に行う必要があります。入院後、患者さん
に最適な薬物療法を提供するためにも、聞き漏らしのないよう丁寧に聴取することが重要
です。

場面　～ 患者さんが持参した薬剤を確認します～

□持参薬の確認	□服薬アドヒアランスの確認	□一般用医薬品・健康食品・サプリメントの確認	□薬での副作用やアレルギー歴の確認

語彙

常用薬 （普段飲んでいる薬）	chángyòngyào 常用药 （píngshí fúyòng de yào） （平时 服用 的 药）	チャンヨンヤオ （ピンシー フゥヨン ダ ヤオ）
管理する	guǎnlǐ 管理	グァンリー
飲み忘れる	wàngjì fúyòng 忘记 服用	ワンジー フゥヨン
風邪	gǎnmào 感冒	ガンマオ
健康食品	jiànkāng shípǐn 健康 食品	ジェンカン シーピン
サプリメント	jiànkāng fǔzhù shípǐn 健康 辅助 食品	ジェンカン フゥジュウ シーピン
アレルギー（反応）	guòmǐn（fǎnyìng） 过敏（反应）	グオミン（ファンイン）

最重要フレーズ

mùqián zài fúyòng shénme yàowù ma ?
⊕ 目前 在 服用 什么 药物 吗 ?

ムゥチェン ザイ フヨン シャンマ ヤオウー マ?

（現在何かお薬を飲んでいますか?）

zhèxiē yàowù yì tiān fúyòng jǐ cì ?
⊕ 这些 药物 一 天 服用 几 次 ?

ジョアシエ ヤオウー イー ティェン フゥヨン ジー ツー?

（これらのお薬は1日何回飲んでいますか?）

zhīqián, fúyào hòu yǒu méiyǒu chūxiànguò shēntǐ búshì、
⊕ 之前, 服药 后 有 没有 出现过 身体 不适、
guòmǐn děng xiànxiàng?
过敏 等 现象?

ジーチェン, フゥヤオ ホウ ヨウ メイヨウ チュウシェン グオ シェンティー ブーシー、
グオミンドン シェンシアン?

（今まで、お薬を使用して具合が悪くなったり、アレルギーが出たことはありますか?）

重要ポイント

　外国人の患者さんの中で、お薬手帳を持参している方は少ないですが、海外で渡されたお薬情報シートを持ってきている場合がありますので、はじめにお薬に関する資料を持っているかを確認することも必要です。

参考：お薬手帳を持っていますか?
dàiyào jì lù shǒu cè le ma
带药记录 手 册了吗 ?

⊕お薬はご自身で管理されていますか?

nín shì zìjǐ guǎnlǐ yàowù ma ?
您 是 自己 管理 药物 吗 ?

ニン シー ズージー グァンリー ヤオウー マ?

⊕お薬を飲み忘れることはありませんか?

nín yǒu wàngjì fúyòng yàowù de jīnglì ma ?
您 有 忘记 服用 药物 的 经历 吗 ?

ニン ヨウ ワンジー フゥヨン ヤオウー ダ ジンリー マ ?

⊕健康食品やサプリメントは使っていますか?

nín zài shǐyòng jiànkāng shípǐn huò jiànkāng fǔzhù shípǐn
您 在 使用 健康 食品 或 健康 辅助 食品
ma ?
吗 ?

ニン ザイ シーヨン ジェンカン シーピン フオ ジェンカン フゥジュウ シーピン マ?

持参薬確認

シーンのポイント

【基本】□ 持参薬の確認
　　　　□ 服薬アドヒアランスの確認
　　　　□ 一般用医薬品・健康食品・サプリメントの確認
　　　　□ 薬での副作用やアレルギー歴の確認
【バリエーション】□ 外用薬の確認

基本

持参薬の確認

□ 現在何かお薬を飲んでいますか?

mùqián zài fúyòng shénme yàowù ma ?
目前 在 服用 什么 药物 吗?

 はい。

shì de .
是 的。

□ 常用しているお薬を見せてください。

qǐng chūshì yíxià chángyòng de yàowù .
请 出示 一下 常用 的药物。

 今飲んでいるのはこの3種類です。

mùqián zài fúyòng de shì zhè sān zhǒng yàowù .
目前 在 服用 的是 这 3 种 药物。

□ これらのお薬は1日何回飲んでいますか?

zhèxiē yàowù yì tiān fúyòng jǐ cì ?
这些 药物 一 天 服用 几 次?

 これら2種類の薬は1日3回、毎食後に飲んでいます。

zhè liǎng zhǒng yào yì tiān sān cì , měi cì
这 两 种 药一 天 3 次, 每次
fànhòu fúyòng .
饭后 服用。

 この薬は眠れない時に飲みます。

zhège yào zài shīmián shí fúyòng .
这个 药 在 失眠 时 服用。

□ お薬はご自身で管理されていますか？

nín shì zìjǐ guǎnlǐ yàowù ma?
您 是 自己 管理 药物 吗？

 はい。

shì de.
是 的。

□ お薬を飲み忘れることはありませんか？

nín yǒu wàngjì fúyòng yàowù de jīnglì ma?
您 有 忘记 服用 药物 的 经历 吗？

 月に1、2回は忘れてしまいます。

měi yuè yì liǎng cì huì wàngjì fúyòng.
每 月 一 两 次 会 忘记 服用。

□ 寝つきを良くするお薬は、どれくらいの頻度で飲みますか？

gǎishàn shuìmián de yàowù, fúyòng de
改善 睡眠 的 药物，服用 的
pínlǜ dàgài shì duōshao?
频率 大概 是 多少？

 週に2、3回は飲みます。

měi zhōu liǎng, sān cì.
每 周 2 、 3 次。

□ これらのお薬は病院で処方されたものですか？

zhèxiē yàowù shì yīyuàn kāi de chǔfāngyào
这些 药物 是 医院 开 的 处方药
ma?
吗？

 はい。

shì de.
是 的。

□ 薬局で買ってお使いの薬はありますか？

yǒu cóng yàodiàn mǎilái shǐyòng de yàowù
有 从 药店 买来 使用 的 药物
ma?
吗？

 はい、あります。この薬を、風邪をひいた時に飲んでいます。

yǒu, zhège yào zài gǎnmào de shíhòu fúyòng.
有，这个 药 在 感冒 的 时候 服用。

□ 風邪の時は1日何回飲みますか？

gǎnmào de shíhou, yì tiān fúyòng jǐ cì?
感冒 的 时候，一 天 服用 几 次？

 1日3回飲みます。

yì tiān fúyòng sān cì.
一 天 服用 3 次。

□ わかりました。

wǒ míngbai le.
我 明白 了。

□ 健康食品やサプリメントは使っていますか？

nín zài shǐyòng jiànkāng shípǐn huò jiànkāng
您 在 使用 健康 食品 或 健康
fǔzhù shípǐn ma?
辅助 食品 吗？

 使っていません。

méiyǒu.
没有。

薬での副作用やアレルギー歴の確認

□ 今まで、お薬を使用して具合が悪くなったり、アレルギーが出たことはありますか？

zhīqián, fúyào hòu yǒu méiyǒu chūxiànguò
之前，服药 后 有 没有 出现过
shēntǐ búshì、 guòmǐn děng xiànxiàng?
身体 不适、过敏 等 现象？

 ないと思います。

yīnggāi méiyǒu.
应该 没有。

□ わかりました。

wǒ míngbai le.
我 明白 了。

バリエーション

外用薬の確認

□ 目薬や塗り薬、貼り薬は使っていますか？

nín zài shǐyòng yǎnyàoshuǐ、 wàifūyào、
您 在 使用 眼药水、外敷药、
gāoyào ma?
膏药 吗？

 これらの目薬を目が乾いた時にさしています。

yǎnjing gānzào de shíhou huì shǐyòng zhèxiē
眼睛 干燥 的 时候 会 使用 这些
yǎnyàoshuǐ.
眼药水。

□ 目薬は１日何回使いますか?

眼药水 一 天 使用 几 次 ?
yǎnyàoshuǐ yì tiān shǐyòng jǐ cì ?

1日4回くらいです。

一 天 大概 4 次。
yì tiān dàgài sì cì.

●外国人旅行者に処方頻度の高い薬剤一覧

患者さんに説明する際には医療従事者のみが使用する難しい表現ではなく、できるだけ平易な表現を使うようにしましょう。

抗生物質	**抗生素** kàngshēngsù		胃薬	**胃药** wèiyào
解熱剤	**退烧药** tuìshāoyào		痛み止め	**止痛** zhǐtòng
風邪薬	**感冒药** gǎnmàoyào		かゆみ止め	**止痒** zhǐyǎng
吐き気止め	**止吐药** zhǐtùyào		咳止め	**止咳** zhǐké
下痢止め	**止泻药** zhǐxièyào		睡眠薬	**安眠药** ānmiányào
便秘薬	**便秘药** biànmìyào		湿布	**膏药** gāoyào

※主な症状に関しては p.125, 216 も参照してください。

161

IV 臨床検査技師

採血・心電図・
呼吸機能検査・
腹部エコー

　ここでは様々な検査のうち、特に頻度の高い採血、心電図、呼吸機能検査、エコー検査の内容をまとめています。

▌語彙

採血	chōuxuè 抽血	チョウシュエ
駆血帯	qūxuèdài 驱血带	チュイシュエダイ
握る	wòquán 握拳	ウオチュエン
ちくっとする	yòng zhēn shāoshāo cì yíxià 用针稍稍刺一下	ヨン ジェン シャオシャオ ツー イーシア
押さえる	ànzhù 按住	アンジュウ
脱ぐ	tuō 脱	トゥオ
着る	chuān 穿	チュアン
仰向け	yǎngwò 仰卧	ヤンウオ
電極	diànjí 电极	ディエンジー
手首	shǒuwàn 手腕	ショウワン
足首	jiǎowàn 脚腕	ジャオワン
身長と体重	shēngāo yǔ tǐzhòng 身高与体重	シェンガオ ユイ ティージョン
(息を)吸う	xī(qì) 吸(气)	シー(チー)
(息を)吐く	hū(qì) 呼(气)	フゥ(チー)
右/左を向いて横になる	cháo yòu / zuǒ tǎngxià 朝右/左躺下	チャオ ヨウ / ズオ タンシア
ゼリーをふき取る	cāshì jiāozhuàngwù 擦拭 胶状物	ツァシー ジャオジュアンウー

162

最重要フレーズ

qǐng gàosu wǒ nín de xìngmíng hé chūshēng niányuèrì.
⊕ **请 告诉 我 您的 姓名 和 出生 年月日。**
チン ガオス ウオ ニン ダ シンミン ホァ チュウション ニェンユエルィ。

（フルネームと生年月日を教えてください。）

nín duì jiǔjīng guòmǐn ma?
⊕ **您 对 酒精 过敏 吗?**
ニン ドゥイ ジュジン グオミン マ?

（アルコールアレルギーはありますか?）

qǐng fàngsōng.
⊕ **请 放松。**
チン ファンソン。

（楽にしていてください。）

jiéshù le. qǐng bǎozhòng shēntǐ.
⊕ **结束 了。请 保重 身体。**
ジエシュウ ラ。チン バオジョン シェンティー。

（終了しました。お大事になさってください。）

重要ポイント

検査の内容を説明する表現を学びましょう。

⊕動かないでください。

qǐng búyào dòng.
请 不要 动。
チン ブーヤオ ドン。

⊕確認のために、同じ検査
をもう一度行います。

wèile quèrèn, zài chóngfù yí biàn tóngyàng de jiǎnchá.
为了 确认，再 重复 一 遍 同样 的 检查。
ウェイラ チュエレン，ザイ チョンフゥ イー ビェントンヤン ダ ジェンチァア。

⊕検査終了です。

jiǎnchá jiéshù le.
检查 结束 了。
ジェンチァア ジエシュウ ラ。

採血

　採血は頻繁に行われる医療行為のひとつですが、痛みをともなうので、少しでも不安を除くことができるよう丁寧な説明を心掛けます。

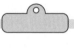

シーンのポイント

【基本】　☐ 受付　☐ 採血案内
　　　　　☐ 採血実施・採血本数の確認
　　　　　☐ アルコールアレルギーの確認
　　　　　☐ 採血中の痛み・しびれ・気分不良の確認
　　　　　☐ 採血後対応の説明
【バリエーション】☐ 採血者交代の説明　☐ 止血の説明

基本

受付

☐ 診察券を確認いたします。

wǒ lái quèrèn yíxià zhěnliáokǎ.
我 来 确认 一下 诊疗卡。

☐ 張さん、本日は採血です。

Zhāng xiānshēng, jīntiān chōuxuè.
张　先生 ， 今天 抽血。

※男性敬称は「先生」、女性敬称は「女士」を使う。

☐ 採血室は正面にございます。

chōuxuèshì zài duìmiàn.
抽血室 在 对面。

☐ 番号でお呼びいたします。

wǒmen huì jiào hào.
我们 会 叫 号。

採血案内

☐ 16番の方、こちらへお願いします。

shíliù hào huànzhě, qǐng dào zhèbiān lái.
16 号 患者 ， 请 到 这边 来。

164

□ どうぞお掛けください。

qǐng zuò.
请 坐。

□ フルネームを教えてください。

qǐng gàosu wǒ nín de xìngmíng.
请 告诉 我 您 的 姓名。

（イラスト） 張 宇軒です。

xìngmíng shì Zhāng Yǔxuān.
姓名 是 张 宇轩。

採血実施・採血本数の確認

□ 本日は、3本分お採りします。

jīntiān yào chōu sāng uǎn xuè.
今天 要 抽 3 管 血。

□ 腕を拝見します。

wǒ lái kànkan nín de shǒubì.
我 来 看看 您 的 手臂。

□ 袖をまくってください。

qǐng juǎnqǐ xiùzi.
请 卷起 袖子。

□ 駆血帯を巻きます。

xiànzài chánrào qūxuèdài.
现在 缠绕 驱血带。

□ ［やって見せながら］
親指を中にしてこのように軽く
握ってください。

qǐng jiāng mǔzhǐ fàngzài lǐmiàn, xiàng zhèyàng
请 将 拇指 放在 里面, 像 这样
qīngqīng wòquán.
轻轻 握拳。

アルコールアレルギーの確認

□ アルコールアレルギーはありま
すか?

duì jiǔjīng guòmǐn ma?
对 酒精 过敏 吗？

（イラスト） ありません。

méiyǒu.
没有。

□ 腕を消毒します。

xiànzài xiāodú shǒubì.
现在 消毒 手臂。

☐ では、採血します。

nàme xiànzài kāishǐ chōuxuè.
那么 现在 开始 抽血。

☐ ちくっとします。

yòng zhēn shāoshāo cì yíxià.
用 针 稍稍 刺 一下。

採血中の痛み・しびれ・気分不良の確認

☐ 痛み、しびれはありませんか?

gǎndào téngtòng、mámù ma?
感到 疼痛、麻木 吗?

ありません。

méiyǒu.
没有。

☐ ご気分はお変わりありませんか?

nín gǎnjué rúhé?
您 感觉 如何?

大丈夫です。

méi guānxi.
没 关系。

☐ 手を開いていただいて結構です。

kěyǐ sōngkāi shǒu le.
可以 松开 手 了。

採血後対応の説明

☐ 終わりましたので針を抜きます。

jiéshù le, xiànzài bá zhēntóu.
结束 了,现在 拔 针头。

☐ こちらを押さえてお待ちください。

qǐng ànzhù zhèlǐ, shāo děng piànkè.
请 按住 这里,稍 等 片刻。

☐ 揉まないでください。

qǐng búyào róucuo.
请 不要 揉搓。

☐ 絆創膏でお留めします。

xiànzài wǒ yòng chuàngkětiē lái gùdìng.
现在 我 用 创可贴 来 固定。

☐ まだ完全に出血は止まっていません。

chūxuè hái méiyǒu wánquán tíngzhǐ.
出血 还 没有 完全 停止。

☐ しっかり5分間押さえてください。

qǐng láoláo ànzhù wǔ fēn zhōng.
请 牢牢 按住 5 分 钟。

□ お疲れ様でした。終了しました。　nín xīnkǔ le . jiéshù le . qǐng bǎozhòng
お大事になさってください。　您 辛苦 了。结束 了。请 保重
shēntǐ .
身体。

バリエーション

□ いつもどこから採血しています　píngshí cóng nǎlǐ chōuxuè de ?
か?　平时 从 哪里 抽血 的?

□ ここからでもよいですか?　kěyǐ cóng zhèlǐ chōuxuè ma ?
可以 从 这里 抽血 吗?

□ 申し訳ありません。もう一度、　fēicháng bàoqiàn . hái yào zài chōu yí cì
採血させてください。　非常 抱歉。还 要 再 抽 一 次
xuè .
血。

<u>採血者交代の説明</u>

□ 大変申し訳ありません。採血者　zhēn de fēicháng bàoqiàn, wǒmen gēnghuàn
を交代いたします。　真 的 非常 抱歉，我们 更换
chōuxuè gōngzuò rényuán .
抽血 工作 人员。

<u>止血の説明</u>

□ 血液は止まりにくい方ですか?　nín de xuèyè bú tài róngyì zhǐzhù ma ?
您 的 血液 不 太 容易 止住 吗?

 はい。　shì de .
是 的。

□ (止血)バンドをいたします。　xiànzài wèi nín chánrào (zhǐxuè) dài .
现在 为 您 缠绕 (止血)带。

心電図

　ベッドに寝た状態で両手首・両足首・胸部に電極を付け，心臓が動く時に出るわずかな電気を記録する検査です。術前検査として必ず行います。

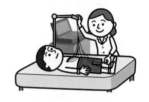

シーンのポイント

【基本】　□ 検査前準備の説明
　　　　　□ アルコールアレルギーの確認
　　　　　□ 電極を付ける説明
　　　　　□ 検査後の説明
【バリエーション】□ 女性の場合の説明
　　　　　　　　　□ 筋電図混入時のお願い

基本

□ 趙さん、こちらへお入りください。

Zhào xiānshēng qǐng dào zhèbiān.
赵 先生 请 到 这边。

※男性敬称は「先生」、女性敬称は「女士」を使う。

□ ドアに鍵をかけますので、お帰りの際に開けてください。

xiànzài wǒ suǒ mén, nín huíqù de shíhou
现在我 锁门，您 回去 的 时候
qǐng bǎ mén dǎkāi.
请 把 门 打开。

検査前準備の説明

□ こちらで検査の準備をしてください。

qǐng zài zhèlǐ zuò jiǎnchá de zhǔnbèi.
请 在 这里 做 检查 的 准备。

□ 上半身は裸で、足首が見えるようにしてください。

shàngbànshēn bànluǒ, ràng jiǎowàn lùzài
上半身 半裸，让 脚腕 露在
wàimiàn.
外面。

□ 準備ができましたら、ベッドに仰向けに寝てお待ちください。

zhǔnbèihǎo le zhīhòu, qǐng yǎngwòzài
准备好 了 之后，请 仰卧在
chuángshàng shāo děng piànkè.
床上 稍 等 片刻。

□ 準備はよろしいでしょうか？

zhǔnbèihǎo le ma？
准备好 了 吗？

 準備できました。

zhǔnbèihǎo le．
准备好 了。

□ 失礼します。入ってもよろしいで
すか？

bù hǎoyìsi，wǒ kěyǐ jìnlái ma？
不 好意思，我 可以 进来 吗？

 はい。

kěyǐ．
可以。

□ フルネームと生年月日を教えて
ください。

qǐng gàosu wǒ nín de xìngmíng hé
请 告诉 我 您的 姓名 和
chūshēng niányuèrì．
出生 年月日。

 趙 茗泽です。1970年5月
5日生まれです。

xìngmíng shì Zhào Míngzé．Yījiǔqīlíngnián wǔyuè
姓名 是 赵 茗泽。 1970 年 5 月
wǔ hào chūshēng．
5 号 出生 。

アルコールアレルギーの確認

□ アルコール綿でかぶれたことは
ありますか？

yǒuguò yīn jiǔjīngmián yǐnqǐ pífū hóngzhǒng
有过 因 酒精棉 引起 皮肤 红肿
de qíngkuàng ma？
的 情况 吗？

 ありません。

méiyǒu．
没有。

□ では、アルコール綿で手首足首
を拭きます。

nàme， xiànzài wǒ yòng jiǔjīngmián lái cāshì
那么，现在 我 用 酒精棉 来 擦拭
shǒuwàn hé jiǎowàn．
手腕 和 脚腕。

電極を付ける説明

□ 電極を付けます。

xiànzài ānshàng diànjí．
现在 安上 电极。

□ 胸にも電極を付けます。

xiōngbù yě ānshàng diànjí．
胸部 也 安上 电极。

□ 心電図をとりますので、体の力
を抜いて楽にしていてください。

xiànzài jìnxíng xīndiàntú jiǎnchá，qǐng
现在 进行 心电图 检查，请
quánshēn fàngsōng．
全身 放松。

□ このまま記録を続けます。

jiù zhèyàng jìxù jìlù .
就 这样 继续 记录。

検査後の説明

□ 終了しました。電極を外します。

jiéshù le . wǒ lái zhāixià diànjí .
结束 了。我 来 摘下 电极。

□ お着替えをお願いします。

qǐng chuānhǎo yīfu .
请 穿好 衣服。

□ ドアに鍵がかかっていますので、
　開けて出てください。

mén shàngsuǒ le , qǐng bǎ mén dǎkāi hòu
门 上锁 了，请 把 门 打开 后
zài chūqù .
再 出去。

□ お大事になさってください。

qǐng bǎozhòng shēntǐ .
请 保重 身体。

バリエーション

女性の場合の説明

□ ストッキングを脱いでください。

qǐng tuōdiào chángtǒngwà .
请 脱掉 长筒袜 。

□ バスタオルをかけて、ベッドに
　仰向けに寝てお待ちください。

qǐng gàishàng yùjīn , yǎngwòzài chuángshàng
请 盖上 浴巾，仰卧在 床上
shāo děng piànkè .
稍 等 片刻。

筋電図混入時のお願い

□ もう少し力を抜いてください。

qǐng zài fàngsōng yìdiǎn .
请 再 放松 一点。

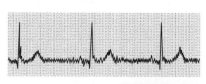

（筋電図混入時の波形）

Date

呼吸機能検査

　換気障害の程度や手術を行う前の肺・気道の状態を見ます。患者さんに協力してもらう必要がある検査なので、意思疎通が検査をうまく行うポイントです。

シーンのポイント

【基本】□ 身長体重の測定
　　　　□ 検査内容の説明
　　　　□ スパイログラフ（説明・実施）
　　　　□ フローボリューム曲線（説明・実施）
【バリエーション】□ 再検査時の説明

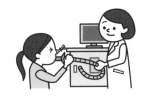

基本

身長体重の測定

□ 身長と体重を測定します。
　　xiànzài cèliáng shēngāo hé tǐzhòng.
　　现在 测量 身高 和 体重。

□ 背筋を伸ばしてください。
　　qǐng shēnzhí bèibù.
　　请 伸直 背部。

□ 動かないでください。
　　qǐng búyào dòng.
　　请 不要 动。

□ こちらにお掛けください。
　　qǐng zuòdào zhèlǐ.
　　请 坐到 这里。

検査内容の説明

□ 本日は2種類の検査を行います。
　　jīntiān jìnxíng liǎng xiàng jiǎnchá.
　　今天 进行 两 项 检查。

□ どちらの検査も、マウスピースをくわえ、ノーズクリップで鼻を閉じ、口呼吸で検査を行います。
　　měi xiàng jiǎnchá dōu shì yòng zuǐ hánzhe yǎozuǐ
　　每 项 检查 都 是 用 嘴 含着 咬嘴
　　chuī kǒu, yòng bíjiā jiāzhù bízi, yòng zuǐ
　　吹 口，用 鼻夹 夹住 鼻子，用 嘴
　　hūxī lái jìnxíng jiǎnchá.
　　呼吸 来 进行 检查。

171

☐ 背筋は伸ばし、背もたれに
寄りかからないようにしま
しょう。

qǐng shēnzhí bèibù, búyào yǐkào kàobèi.
请 伸直 背部, 不要 倚靠 靠背。

スパイログラフ

検査の説明

☐ まず1つ目の検査です。

shǒuxiān shì dì yī xiàng jiǎnchá.
首先 是 第一 项 检查。

☐ はじめに、通常の呼吸をし
ます。

shǒuxiān, qǐng zhèngcháng hūxī.
首先, 请 正常 呼吸。

☐ もう一度通常の呼吸をします。

zài yí cì zhèngcháng hūxī.
再 一 次 正常 呼吸。

☐ 次に私が指示をしたら、息
を吐けなくなるまで吐ききり
ます。

jiēxiàlái, wǒ zuòle zhǐshì zhīhòu, qǐng
接下来, 我 作了 指示 之后, 请
wánquán hūqìdào bù néng zài hūqì wéizhǐ.
完全 呼气到 不 能 再 呼气 为止。

☐ その後、大きく息を吸い、
もう一度、最後まで息を吐
ききります。

zhīhòu, shēn xī yìkǒuqì, zài yí cì wánquán
之后, 深 吸 一口气, 再 一 次 完全
hūqì.
呼气。

☐ 背筋を伸ばしてください。

qǐng shēnzhí bèibù.
请 伸直 背部。

☐ マウスピースをくわえてくだ
さい。

qǐng hánzhe yǎozuǐ.
请 含着 咬嘴。

☐ ノーズクリップで鼻を挟みます。

xiànzài yòng bíjiā jiāzhù bízi.
现在 用 鼻夹 夹住 鼻子。

172

□ 痛くはありませんか?
痛 吗?

検査の実施

□ それでは検査を開始します。
xiànzài kāishǐ jiǎnchá .
现在 开始 检查。

□ はじめに、通常の呼吸をします。
shǒuxiān , zhèngcháng hūxī .
首先， 正常 呼吸。

□ 吸って、吐いて、吸って、吐いて。
xīqì 、 hūqì 、 xīqì 、 hūqì .
吸气、呼气、吸气、呼气。

□ 次に、息を吸ったら、吐けなくなるまで吐ききってください。フー!
jiēzhe , xīqì zhīhòu , qǐng wánquán hūqìdào
接着，吸气 之后，请 完全 呼气到
bù néng zài hūqì wéizhǐ hū !
不 能 再 呼气 为止。呼ー!

□ 苦しくなったら大きく吸って、吸って、吸って、吸ってー!
gǎndào tòngkǔ de shíhou shēn xī yìkǒuqì ,
感到 痛苦 的时候 深 吸 一口气，
xīqì 、 xīqì 、 xīqì ー !
吸气、吸气、吸气ー!

□ 吸えなくなったら最後まで吐いて、吐いて、吐いて、吐いてー! まだまだもっと!
xī dào le bù néng zài xī de shíhou jìnxíng
吸 到 了 不 能 再 吸 的时候 进行
hūqì , hūqì 、 hūqì 、 hūqì ー !
呼气，呼气、呼气、呼气ー!
hái búgòu , jìxù !
还 不够，继续!

□ 苦しくなったら、少し息を吸ってください。
gǎndào tòngkǔ shí , qǐng shāowēi xīqì .
感到 痛苦 时，请 稍微 吸气。

□ マウスピースを外しますので口を開けてください。
xiànzài zhāixià yǎozuǐ , qǐng zhāngzuǐ .
现在 摘下 咬嘴，请 张嘴 。

□ 以上で終了です。
dàocǐ jiéshù .
到此 结束。

フローボリューム曲線

☐ ここから2つ目の検査です。

xiànzài jìnxíng dì èr xiàng jiǎnchá.
现在 进行 第 二 项 检查。

☐ はじめに、通常の呼吸をします。

shǒuxiān, zhèngcháng hūxī.
首先, 正常 呼吸。

☐ 呼吸が安定したら大きく吸って、一気に勢いよく吐きだし、そのまま最後まで完全に吐ききります。

hūxī wěndìng hòu, shēn xī yìkǒuqì,
呼吸 稳定 后, 深 吸 一口气,
ránhòu yíxiàzi yònglì hūqì, jiù zhèyàng
然后 一下子 用力 呼气, 就 这样
zhídào wánquán hūchū.
直到 完全 呼出。

☐ それでは検査を開始します。

xiànzài kāishǐ jiǎnchá.
现在 开始 检查。

☐ はじめに、通常の呼吸をします。

shǒuxiān, zhèngcháng hūxī.
首先, 正常 呼吸。

☐ 吸って、吐いて、吸って、吐いて。

xīqì、 hūqì、 xīqì、 hūqì.
吸气、呼气、吸气、呼气。

☐ 次の呼吸で大きく吸って、吸って、吸って、一気に強く吐いて! フー!!

xià yí ge hūxī shí, shēn xī yìkǒuqì,
下 一个 呼吸 时, 深 吸 一口气,
xīqì、 xīqì, yíxiàzi yònglì hūqì!
吸气、吸气, 一下子 用力 呼气!
hū-!
呼一!

☐ 吐いて、吐いて、吐き続けて!

hūqì、 hūqì、 jìxù hūqì!
呼气、呼气、继续 呼气!

☐ 苦しくなったら、少し息を吸ってください。

tòngkǔ shí, shāowēi xī yíxià qì.
痛苦 时, 稍微 吸 一下 气。

174

□ お疲れ様でした。

nín xīnkǔ le .
您 辛苦 了。

□ 検査終了です。

jiǎnchá jiéshù le .
检查 结束 了。

□ お大事になさってください。

qǐng bǎozhòng shēntǐ .
请 保重 身体。

バリエーション

再検査時の説明

□ （うまくいかなかったので）
もう一度やりましょう。

(bú tài shùnlì) wǒmen zài lái yíbiàn ba .
(不 太 顺利)我们 再 来 一遍 吧。

□ 確認のために、同じ検査を
もう一度行います。

wèile quèrèn, zài chóngfù yí biàn tóngyàng de
为了 确认，再 重复 一 遍 同样 的
jiǎnchá .
检查。

腹部エコー

　エコー検査は超音波を用いて体の内部を観察する無侵襲の検査法です。異常構造物の有無だけでなく、その大きさやある程度の性状を知ることができ、また血液の流れる方向や速さを調べることもできます。

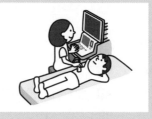

シーンのポイント

【基本】□ 検査準備の説明
　　　　□ 動作の指示
【バリエーション】□ 女性の場合の説明
　　　　　　　　□ 心エコーへの応用

基本

□ 王さん、3 番の検査室に
　お入りください。

Wáng xiānsheng qǐng dào sān hào jiǎncháshì .
王　先生　请　到 3 号 检查室。

※男性敬称は「先生」、女性敬称は「女士」を使う。

□ フルネームと生年月日を教えて
　ください。

qǐng gàosu wǒ nín de xìngmíng hé
请 告诉 我 您 的 姓名 和
chūshēng niányuèrì .
出生 年月日。

　　王毅です。1970 年 5 月
　　5 日生まれです。

xìngmíng shì Wáng Yì . yījiǔqīlíng nián wǔyuè
姓名 是 王 毅。1970　年 5 月
wǔ hào chūshēng .
5 号 出生 。

□ ありがとうございます。

xièxie .
谢谢。

検査準備の説明

□ 上半身は裸になって、ズボンは
　腰まで下げてください。

qǐng shàng bànshēn bànluǒ,　kùzi　lādào
请 上 半身 半裸，裤子 拉到
yāobù .
腰部。

□ 次に、履物を脱いでベッドに
　仰向けになってください。

jiēzhe,　qǐng tuōxià xiézi,　yǎngwòzài
接着，请 脱下 鞋子，仰卧在
chuángshàng .
床上 。

176

☐ 手を頭の上にあげてください。

qǐng bǎ shǒu fàngdào tóubù de shàngfāng.
请 把 手 放到 头部 的 上方 。

☐ 息を吸ってください。

qǐng xīqì.
请 吸气。

☐ 息を止めてください。

qǐng bǐngzhù hūxī.
请 屏住 呼吸。

☐ 息を吐いてください。

qǐng hūqì.
请 呼气。

☐ 楽になさってください。

qǐng fàngsōng.
请 放松 。

☐ 左を向いて横になってください。

qǐng cháo zuǒ tǎngxià.
请 朝 左 躺下 。

☐ 右を向いて横になってください。

qǐng cháo yòu tǎngxià.
请 朝 右 躺下 。

☐ うつ伏せになってください。

qǐng cháo xià tǎngxià.
请 朝 下 躺下 。

☐ 四つん這いになってください。

qǐng sìzhī zháo dì pāxià.
请 四肢 着 地 趴下 。

☐ あごを上げて首を伸ばしてください。

qǐng táiqǐ xiàbā, shēnzhǎng bózi.
请 抬起 下巴， 伸长 脖子。

☐ 頭を左右に向けてください。

zuǒyòu zhuǎndòng tóu.
左右 转动 头。

☐ ベッドが上がります。

chuáng xiànzài shàngshēng.
床 现在 上升 。

☐ ベッドの背もたれが上がります。

chuáng de kàobèi xiànzài shàngshēng.
床 的 靠背 现在 上升 。

☐ これでエコーの検査は終了です。

chāoshēngbō jiǎnchá dàocǐ wéizhǐ.
超声波 检查 到此 为止。

ありがとうございました。

xièxie .
谢谢。

☐ こちらのタオルで、体のゼリーをふき取ってください。

qǐng yòng zhè kuài máojīn, cāshì shēntǐshàng
请 用 这 块 毛巾，擦拭 身体上
de jiāozhuàngwù .
的 胶状物 。

☐ 使い終わったタオルはタオル入れに入れておいてください。

shǐyòngwán hòu, qǐng bǎ máojīn fàngdào
使用完 后，请 把 毛巾 放到
máojīntǒng lǐ .
毛巾桶 里。

☐ お大事になさってください。

qǐng bǎozhòng shēntǐ .
请 保重 身体。

バリエーション

女性の場合の説明

☐ 服を脱いで薄い下着1枚になり、胸の下までまくって、おなかが出るようにしてください。

qǐng tuōdiào yīfu, zhǐ shèng yí jiàn báo
请 脱掉 衣服，只 剩 一 件 薄
de nèiyī . bìng bǎ nèiyī lādào xiōngbù
的 内衣。并 把 内衣 拉到 胸部
xiàmiàn, lùchū dùzi .
下面，露出 肚子。

心エコーへの応用

☐ 検査前に測定した血圧の測定結果をいただきます。

zài jiǎnchá zhīqián, qǐng bǎ xuèyā cèliáng
在 检查之前，请 把 血压 测量
jiéguǒ gěi wǒ .
结果 给 我。

☐ 身長と体重を教えてください。

qǐng gàosu wǒ nín de shēngāo hé tǐzhòng .
请 告诉我 您的 身高 和 体重。

☐ ［女性患者に対して］この検査着に着替えてください。検査着の紐は結ばないでください。

qǐng gēnghuàn shàng zhè jiàn jiǎncháfú .
请 更换 上 这 件 检查服。
jiǎncháfú de dàizi qǐng búyào jìshàng .
检查服 的 带子 请 不要 系上。

178

□ 匂いを嗅ぐように息を吸ってく
ださい。

<ruby>像<rt>xiàng</rt></ruby> <ruby>闻<rt>wén</rt></ruby> <ruby>气味<rt>qìwèi</rt></ruby> <ruby>那样<rt>nàyàng</rt></ruby> <ruby>地<rt>de</rt></ruby> <ruby>吸气<rt>xīqì</rt></ruby>。

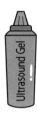

　ここでは、様々な検査のうち、特に頻度の高い胸部撮影、骨撮影、CT 撮影、MRI 撮影の内容をまとめています。

■ 語彙

撮影する	pāishè 拍摄	パイショア
更衣室6番	liù hào gēngyīshì 6 号 更衣室	リウ ハオ ゴンイーシー
検査する	jiǎnchá 检查	ジェンチャア
装置	zhuāngzhì 装置	ジュアンジー
合図・指示	xìnhào・zhǐshì 信号・指示	シンハオ・ジーシー
胸部	xiōngbù 胸部	シィオンブー
腹部	fùbù 腹部	フゥブー
大腿骨	dàtuǐgǔ 大腿骨	ダートゥイグゥ
腰	yāo 腰	ヤオ
骨盤	gǔpén 骨盆	グゥペン
造影剤	zàoyǐnjì 造影剂	ザオインジー
正常な反応	zhèngcháng de fǎnyìng 正常 的 反应	ジョンチャン ダ ファンイン
酸素量	yǎngqìliàng 氧气量	ヤンチーリァン
測る	cèliáng 测量	ツァリァン
貼り薬	gāoyào 膏药	ガオヤオ
耳栓	ěrsāi 耳塞	アルサイ
履物	xié lèi 鞋 类	シエ レイ
ボールを握る	wòzhù qiú 握住 球	ウオジュウ チィウ
息を止める	bǐngzhù hūxī 屏住 呼吸	ビンジュウ フゥシー

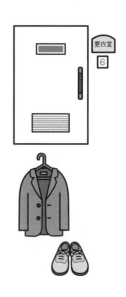

更衣室
6

最重要フレーズ

wàitào、 nèiyī shàng yǒu niǔkòu huò jīnshǔ shí, huì duì pāishè zàochéng
⊕ **外套、内衣 上 有 纽扣 或 金属 时,会 对 拍摄 造成**

yǐngxiǎng, qǐng zhāixià.
影响 ,请 摘下 。

ワイタオ、ネイイー シャン ヨウ ニィウコウ フオ ジンシュウ シー,ホイ ドウイ パイショア
ザオチョン インシァン,チン ジャイシァ。

（上着や下着にボタンや金属があると撮影に影響がありますので、取り外してください。）

xūyào pāishè de shì zhèbiān, méicuò ba ?
⊕ **需要 拍摄 的 是 这边,没错 吧?**

シュイヤオ パイショア ダ シー ジョアビェン,メイツオ バ?

（撮影を行うのは、こちら側で間違いありませんか?）

jiù zhèyàng, qǐng búyào dòng.
⊕ **就 这样 ,请 不要 动 。**

ジュ ジョアヤン,チン ブー ヤオ ドン

（そのまま動かずにいてください。）

重要ポイント

撮影時には患者さんに様々な方向を向いてもらったり、位置の微調整をすることがあります。ここではその際の簡単な説明方法を紹介します。

⊕右側／左側を向いてください。

qǐng cháo yòubiān / zuǒbiān .
请 朝 右边 / 左边。
チン チャオ ヨウビェン / ズオビェン。

⊕[壁を指しながら]こちらの壁を見てください。

qǐng kàn zhèbiān de qiángbì .
请 看 这边 的 墙壁。
チン カン ジョアビェン ダ チァンビー。

⊕両手を上げてください。

qǐng jǔqǐ shuāngshǒu .
请 举起 双手 。
チン ジュイチー シュアンショウ。

⊕[動く方向を指しながら]少し動いてください。

qǐng shāowēi yídòng yíxià .
请 稍微 移动 一下。
チン シャオウェイ イードン イーシァ。

⊕[さらに移動が必要な時に]もう少し動いてください。

qǐng zài shāowēi yídòng yíxià .
请 再 稍微 移动 一下。
チン ザイ シャオウェイ イードン イーシァ。

⊕結構です。そのまま動かないでください。

kěyǐ le . jiù zhèyàng, qǐng búyào dòng.
可以 了。就 这样 ,请 不要 动。
カーイー ラ。ジュ ジョアヤン,チン ブーヤオ ドン。

胸部撮影

シーンのポイント

【基本】 □ 着替えの案内
　　　　□ 撮影体位の案内
【バリエーション】 □ 腹部撮影の手順

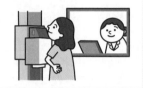

基本

撮影前準備・注意喚起

□ 本日は、胸部の撮影です。

jīntiān shì xiōngbù de pāishè.
今天 是 胸部 的 拍摄。

□ 診察券を確認いたします。

wǒ lái quèrèn yíxià zhěnliáokǎ.
我 来 确认 一下 诊疗卡。

着替えの案内

□ では、更衣室6番にお入りくだ
さい。

nàme, qǐng dào liù hào gēngyīshì.
那么，请 到 6 号 更衣室。

□ 上着や下着にボタンや金属があ
ると撮影に影響がありますので、
取り外してください。

wàitào、 nèiyī shàng yǒu niǔkòu huò jīnshǔ
外套、内衣 上 有 纽扣 或 金属
shí, huì duì pāishè zàochéng yǐngxiǎng, qǐng
时，会 对 拍摄 造成 影响 ，请
zhāixià.
摘下。

□ 準備が整いましたら、ここでお
待ちください。

zhǔnbèihǎo le zhīhòu, qǐng zài zhèlǐ
准备好 了 之后，请 在 这里
shāo děng.
稍 等。

□ 再度、ドアの反対側からお呼び
いたします。

wǒ huì zàicì cóng ménwài hūjiào nín.
我 会 再次 从 门外 呼叫 您。

□ お待たせしました。

ràng nín jiǔ děng le.
让 您 久 等 了。

- [ ] 検査室にお入りください。

qǐng dào jiǎncháshì .
请 到 检查室。

撮影

- [ ] 本人確認のため、フルネームを
教えてください。

wèi quèrèn shìfǒu wéi běnrén， qǐng gàosu wǒ
为 确认 是否 为 本人， 请 告诉 我
nín de xìngmíng .
您 的 姓名 。

- [ ] こちらの装置で胸部の撮影をし
ます。

xiànzài yòng zhè tái shèbèi jìnxíng xiōngbù
现在 用 这 台 设备 进行 胸部
pāishè .
拍摄。

撮影体位の案内

- [ ] この装置に胸をつけて立ってく
ださい。

qǐng bǎ xiōng tiēzài zhè tái shèbèi shàng，
请 把 胸 贴在 这 台 设备 上，
bìng zhànhǎo .
并 站好。

- [ ] 装置を動かして位置を合わせます。

xiànzài wǒ lái yídòng shèbèi jìnxíng wèizhi
现在 我 来 移动 设备 进行 位置
tiáozhěng .
调整 。

- [ ] 軽くあごを上げてください。

shāowēi bǎ xià'è wǎngshàng tái yìdiǎn .
稍微 把 下颚 往上 抬 一点。

- [ ] [やって見せながら]
手のひらをこのように向けてください。

shǒuzhǎng cháoxiàng zhèyàng .
手掌 朝向 这样。

- [ ] 撮影をします。

xiànzài jìnxíng pāishè .
现在 进行 拍摄。

- [ ] こちらの指示に従がってください。

qǐng tìngcóng wǒ de zhǐshì .
请 听从 我 的 指示。

- [ ] 大きく息を吸って、止めてください。

qǐng shēn xī yìkǒuqì， ránhòu bǐngzhù
请 深 吸 一口气，然后 屏住
hūxī .
呼吸。

- [ ] 楽にしてください。

qǐng fàngsōng .
请 放松。

□ 次に、体の向きを変えて撮影します。

jiēxiàlái ， gǎibiàn shēntǐ cháoxiàng jìnxíng
接下来，改变 身体 朝向 进行
pāishè .
拍摄。

□ 右を向いてください。

qǐng cháo yòu .
请 朝 右。

□ 両手を上げてください。

qǐng jǔqǐ shuāngshǒu .
请 举起 双手 。

□ 撮影をします。こちらの指示に従がってください。

xiànzài pāishè . qǐng tìngcóng wǒ de zhǐshì .
现在 拍摄。请 听从 我 的 指示。

□ 大きく息を吸って、止めてください。

qǐng shēn xī yìkǒuqì ， ránhòu bǐngzhù
请 深 吸 一口气，然后 屏住
hūxī .
呼吸。

□ 楽にしてください。

qǐng fàngsōng .
请 放松。

□ 検査終了です。

jiǎnchá jiéshù le .
检查 结束 了。

バリエーション

腹部撮影の手順

□ 腹部の撮影をします。

xiànzài pāishè fùbù .
现在 拍摄 腹部。

□ 履物を脱いで、検査台に仰向けになってください。

qǐng tuōdiào xiézi ， yǎngwòzài jiǎnchátái
请 脱掉 鞋子，仰卧在 检查台
shàng .
上。

□ こちらが頭側です。

zhèbiān shì tóu de yícè .
这边 是 头 的 一侧。

□ ズボンを下げてください。

qǐng wǎngxià lā kùzi .
请 往下 拉 裤子。

□ 位置を合わせます。

wǒ lái tiáozhěng wèizhi .
我 来 调整 位置。

☐ 撮影をします。こちらの指示に
　従がってください。

xiànzài pāishè. qǐng tìngcóng wǒ de zhǐshì.
现在 拍摄。请 听从 我 的 指示。

☐ 軽く息を吸って、吐いて、止め
　てください。

qǐng shāowēi xīqì, hūqì, ránhòu bǐngzhù
请 稍微 吸气，呼气，然后 屏住
hūxī.
呼吸。

☐ 終わりました。

jiéshù le.
结束 了。

☐ ズボンを上げてください。

qǐng lāshàng kùzi.
请 拉上 裤子。

☐ 起き上がってください。

qǐng qǐshēn.
请 起身。

骨撮影

シーンのポイント

【基本】 □ 撮影部位を確認する
　　　　 □ 撮影方法を伝える
【バリエーション】 □ 体の向きを変える

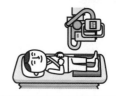

基本

撮影部位を確認する

□ 本日は、大腿骨の撮影です。

jīntiān shì dàtuǐgǔ de pāishè.
今天 是 大腿骨 的 拍摄。

□ 診察券を確認いたします。

wǒ lái quèrèn yíxià nín de zhěnliáokǎ.
我 来 确认 一下 您 的 诊疗卡。

□ 検査室にお入りください。

qǐng jìnrù jiǎncháshì.
请 进入 检查室。

□ 本日は担当医から、右大腿骨の
　撮影依頼を受けています。

jīntiān dāndāng yīshēng ràng wǒ bāng nín
今天 担当 医生 让 我 帮 您
pāishè yòucè dàtuǐgǔ.
拍摄 右侧 大腿骨。

□ 撮影を行うのは、こちら側で間
　違いありませんか?

xūyào pāishè de shì zhèbiān, méicuò ba?
需要 拍摄 的 是 这边，没错 吧?

撮影方法を伝える

□ 次に、履物を脱いで検査台に仰
　向けになってください。

jiēxiàlái, qǐng tuō xié yǎngwòzài jiǎnchátái
接下来，请 脱 鞋 仰卧在 检查台
shàng.
上。

186

□ こちらが頭側です。

zhèbiān shì tóu de yícè .
这边 是 头 的 一侧。

□ 右太ももの下に硬い板を入れます。

xiànzài zài yòucè dàtuǐ de xiàmiàn fàng
现在 在 右侧 大腿 的 下面 放
yí kuài yìngbǎn .
一 块 硬板。

□ 痛みがあったら、すぐに教えて
ください。

rúguǒ gǎndào téngtòng, qǐng lìkè gàosu
如果 感到 疼痛，请 立刻 告诉
wǒ .
我。

□ 足を動かします。

xiànzài nuódòng jiǎo .
现在 挪动 脚。

□ そのまま動かずにいてください。

jiù zhèyàng, qǐng búyào dòng .
就 这样，请 不要 动。

□ 撮影をします。

xiànzài pāishè .
现在 拍摄。

□ 終わりました。

jiéshù le .
结束 了。

□ 検査終了です。

jiǎnchá jiéshù le .
检查 结束 了。

バリエーション

体の向きを変える

□ 体の向きを変えて撮影します。

xiànzài gǎibiàn shēntǐ cháoxiàng jìnxíng pāishè .
现在 改变 身体 朝向 进行 拍摄。

□ 左肩と左腰を上げてください。

qǐng táiqǐ zuǒjiān hé zuǒyāo .
请 抬起 左肩 和 左腰。

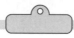
CT 撮影

シーンのポイント

□ 造影剤を使用する

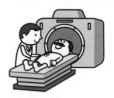

造影剤を使用する

□ 本日は、CT 撮影で胸部から骨
盤まで撮影します。

jīntiān pāishè cóng xiōngbù dào gǔpén de
今天 拍摄 从 胸部 到 骨盆 的
CT .
CT。

□ ［糖尿病薬を服用している患者さんに対して］
あなたが飲んでいる糖尿病薬の
名前を教えてください。

qǐng gàosu wǒ nín xiànzài zhèngzài fúyòng
请 告诉 我 您 现在 正在 服用
de tángniàobìngyào de míngchēng .
的 糖尿病药 的 名称 。

□ 確認しますので、こちらで
少しお待ちください。

wǒ xiànzài jìnxíng quèrèn, qǐng zài zhèlǐ
我 现在 进行 确认， 请 在 这里
shāo děng piànkè .
稍 等 片刻。

□ 造影剤を入れる前に、位置を決
めるための撮影をします。

zài zhùrù zàoyǐngjì zhīqián, xiān jìnxíng
在 注入 造影剂 之前， 先 进行
pāishèlái juédìng wèizhi .
拍摄来 决定 位置。

□ 検査が終わるまで、体をできる
だけ動かさないでください。

zài jiǎnchá jiéshù zhīqián, qǐng jǐnliàng búyào
在 检查 结束 之前， 请 尽量 不要
yídòng shēntǐ .
移动 身体。

□ 次に造影剤を入れるための準備
をします。

jiēxiàlái jìnxíng zhùrù zàoyǐngjì de
接下来 进行 注入 造影剂 的
zhǔnbèi .
准备。

- [ ] これまで造影剤を使用して、問題があったことはありますか?

  yǐqián zhùrù zàoyǐngjì, yǒuguò shénme
  以前 注入 造影剂，有过 什么
  wèntí ma?
  问题 吗?

- [ ] 造影剤を入れると体が熱くなりますが、心配しないでください。

  zhùrù zàoyǐngjì hòu, shēntǐ huì fārè,
  注入 造影剂 后，身体 会 发热，
  qǐng búyào dānxīn.
  请 不要 担心。

- [ ] それは正常な反応です。

  zhè shì zhèngcháng de fǎnyìng.
  这 是 正常 的 反应。

- [ ] 気分が悪くなったり、腕が痛む時はすぐに教えてください。

  rúguǒ gǎndào bù shūfu huò shǒubì téngtòng,
  如果 感到 不 舒服 或 手臂 疼痛，
  qǐng mǎshàng gàosu wǒ.
  请 马上 告诉 我。

- [ ] 指に酸素量を測るモニターを付けます。

  xiànzài zài shǒuzhǐ shàng pèidài cèliáng
  现在 在 手指 上 佩戴 测量
  yǎngqìliàng de jiāncèqì.
  氧气量 的 监测器。

- [ ] 気分はいかがでしょうか?

  gǎnjué shēntǐ zěnmeyàng?
  感觉 身体 怎么样?

- [ ] これから針を抜きます。

  jiēxiàlái, wǒ yào bá zhēn le.
  接下来，我 要 拔 针 了。

- [ ] 5分間押さえて、30分後にテープを外してください。

  qǐng ànzhù wǔ fēn zhōng, sānshí fēn zhōng
  请 按住 5 分 钟， 30 分 钟
  hòu, zhāixià jiāodài.
  后，摘下 胶带。

- [ ] 造影剤を使用したので、水分を通常より多く取るようにしてください。

  yīnwèi shǐyòngle zàoyǐngjì, suǒyǐ qǐng
  因为 使用了 造影剂，所以 请
  bǐ píngcháng duō hē shuǐ.
  比 平常 多 喝 水。

MRI 撮影（腹部）　　　　　　　　（⇒第4章 イラスト⑨参照）

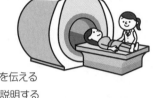

シーンのポイント

【基本】 □ 食事の摂取の有無を確認する
　　　　□ 金属を除去することを確認する
　　　　□ 金属の有無を確認する
　　　　□ 体位・検査時間を伝える
　　　　□ ナースコール（ボール型）を押す方法を伝える
【バリエーション】□ 呼吸観察用ベルトについて説明する

基本

□ 本日は、MRI 撮影で腹部を
撮影します。

jīntiān duì fùbù jìnxíng hécí gòngzhèn
今天 对 腹部 进行 核磁 共振
chéngxiàng jiǎnchá .
成像 检查。

□ 検査には約 30 分を要します。
検査前にお手洗いに行ってきて
ください。

jiǎnchá dàyuē xūyào sānshí fēn zhōng .
检查 大约 需要 30 分 钟。
jiǎnchá qián qǐng xiān qù xǐshǒujiān .
检查 前 请 先 去 洗手间。

食事の摂取の有無を確認する

□ 今日、朝食は召し上がりました
か?

jīntiān , chīguò zǎocān le ma ?
今天，吃过 早餐 了 吗？

金属を除去することを確認する

□ ヘアピン、ネックレス、ピアス、
義歯、時計など金属の物はこち
らで外してください。

fàjiā 、 xiàngliàn 、 ěrdìng 、 jiǎyá 、
发夹 、 项链 、 耳钉 、 假牙 、
shǒubiǎo děng jīnshǔ wùpǐn qǐng zài zhèlǐ
手表 等 金属 物品 请 在 这里
zhāixià .
摘下。

□ 上着や下着にボタンや金属があると撮影に影響がありますので、取り外してください。

wàitào、 nèiyī shàng yǒu niǔkòu huò jīnshǔ
外套、内衣 上 有 纽扣 或 金属
shí，huì duì pāishè zàochéng yǐngxiǎng，
时，会 对 拍摄 造成 影响，
qǐng zhāixià.
请 摘下。

□ 貼り薬をお使いでしたら、それも剥がしてください。

rúguǒ tiēzhe gāoyào， yě qǐng nín
如果 贴着 膏药， 也 请 您
zhāixiàlái.
摘下来。

金属の有無を確認する

□ この装置で、金属のチェックをいたします。

xiànzài yòng zhège zhuāngzhì lái jiǎnchá
现在 用 这个 装置 来 检查
jīnshǔ.
金属。

□ ここに何か金属のものがありますか?

zhèlǐ yǒu shénme jīnshǔ wùpǐn ma？
这里 有 什么 金属 物品 吗？

□ こちらの部屋へお入りください。

qǐng dào zhè jiān fángjiān lǐ.
请 到 这 间 房间 里。

□ 更衣室の鍵をカゴに入れてください。

gēngyīshì de yàoshi qǐng fàngdào lánzi lǐ.
更衣室 的 钥匙 请 放到 篮子 里。

体位・検査時間を伝える

□ 検査装置の音が大きいので、耳栓をしてください。

jiǎnchá zhuāngzhì de shēngyīn fēicháng dà，
检查 装置 的 声音 非常 大，
qǐng dàishàng ěrsāi.
请 戴上 耳塞。

□ 履物を脱いで、仰向けになってください。

qǐng tuōdiào xiézi， yǎngwò.
请 脱掉 鞋子，仰卧。

□ 枕に頭を置いて、足はこちらにしてください。

qǐng bǎ tóu fàngzài zhěntou shàng， jiǎo
请 把 头 放在 枕头 上 ， 脚
fàngzài zhèlǐ.
放在 这里。

□ 検査時間は30分程です。

jiǎnchá shíjiān dàyuē sānshí fēn zhōng.
检查 时间 大约 30 分 钟。

第3章　職種別シーンマニュアル

診療放射線技師

191

☐ 気分が悪くなったら、このボール
をしっかり握ってください。

gǎnjué bù shūfu shí, qǐng jǐnjǐn de
感觉 不 舒服 时，请 紧紧 地
wòzhù zhège qiú.
握住 这个 球。

☐ 検査が終わるまで、体をできる
だけ動かさないでください。

zài jiǎnchá jiéshù zhīqián, qǐng jǐnliàng búyào
在 检查 结束 之前，请 尽量 不要
yídòng shēntǐ.
移动 身体。

☐ これから検査を始めます。

xiànzài kāishǐ jiǎnchá.
现在 开始 检查。

☐ 撮影をします。こちらの指示に
従がってください。

xiànzài pāishè, qǐng tìngcóng wǒ de zhǐshì.
现在 拍摄，请 听从 我 的 指示。

☐ 息を吸って、吐いて、止めて
ください。

xīqì, hūqì, ránhòu bǐngzhù hūxī.
吸气，呼气，然后 屏住 呼吸。

☐ 終わりました。

jiéshù le.
结束 了。

☐ 次の撮影では、15秒程、
息を止めていただきます。

jiēxiàlái de pāishè, qǐng bǐngzhù hūxī
接下来 的 拍摄，请 屏住 呼吸
shíwǔ miǎo zuǒyòu.
15 秒 左右。

バリエーション

☐ 呼吸を観察するためのベルトを
巻きます。

xiànzài chánrào yòngyú guānchá hūxī de
现在 缠绕 用于 观察 呼吸 的
dàizi.
带子。

☐ いくつかの撮影では呼吸の指示
をいたします。

zài jǐ ge pāishè zhōng, wǒ huì jìnxíng
在 几 个 拍摄 中，我 会 进行
hūxī zhǐdǎo.
呼吸 指导。

192

☐ 一緒に練習しましょう。私の指示に従ってください。"息を吸って、吐いて、止めてください。"

yìqǐ　lái liànxí ba 。　qǐng gēnzhe wǒ de
一起 来 练习 吧。 请 跟着 我 的
zhǐshì。" xīqì ， hūqì ， ránhòu bǐngzhù
指示。"吸气， 呼气， 然后 屏住
hūxī 。"
呼吸。"

☐ 息を吐く時は全部吐かずに、少し吐いてください。一番長い息止めは 25 秒くらいです。

hūqì shí， qǐng shāowēi hūchū yìdiǎn qì，
呼气 时， 请 稍微 呼出 一点 气，
búyào wánquán hūqì 。 zuì cháng de bǐngzhù
不要 完全 呼气。 最 长 的 屏住
hūxī shì èrshiwǔ miǎo zuǒyòu 。
呼吸 是 25 秒 左右。

☐ 他の撮影では、ベルトが呼吸を感知して、自動的に撮影されます。規則正しく呼吸するようにしてください。

zài qítā pāishè zhōng， dàizi huì gǎnzhī
在 其他 拍摄 中， 带子 会 感知
hūxī， zìdòng jìnxíng pāishè 。 qǐng yǒu
呼吸，自动 进行 拍摄。 请 有
guīlǜ de jìnxíng hūxī 。
规律 地 进行 呼吸。

☐ 眠ってしまうと、検査に影響がありますので、眠らないようにしてください。

shuìzháole de huà， huì duì jiǎnchá yǒu
睡着了 的 话， 会 对 检查 有
yǐngxiǎng 。 yīncǐ， qǐng búyào shuìzháo 。
影响 。 因此， 请 不要 睡着。

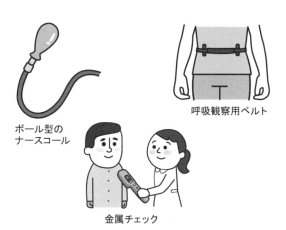

ボール型の
ナースコール

呼吸観察用ベルト

金属チェック

Ⅵ リハビリテーション療法士 PT・OT・ST

　ここでは、PT（理学療法士）、OT（作業療法士）、ST（言語聴覚士）のそれぞれ頻度の高いシーンをまとめています。

　PT は座る、立つ、歩くなどの身体の基本的な機能の回復を、運動療法や物理療法などを用いて支援する専門職です。

　OT は作業活動を通して精神・認知、上肢機能および日常生活動作に必要な機能の改善を促す専門職です。

　ST は嚥下障害や聴覚障害、構音障害、失話などのコミュニケーション障害の改善を支援する専門職です。

語彙

脱臼する	tuōjiù 脱臼	トゥオジウ
〜の方へ動く	xiàng　fāngxiàng zhuǎndòng 向 〜 方向 转动	シアン〜 ファンシアン ジュアンドン
前を見る	wǎng qián kàn 往 前 看	ワン チェン カン
触覚	chùjué 触觉	チュウジュエ
リハビリ室	kāngfù xùnliànshì 康复 训练室	カンフゥ シュンリェンシー
その場で	dāngchǎng 当场	ダンチャン
簡単な検査	jiǎndān de jiǎnchá 简单 的 检查	ジェンダン ダ ジェンチャア
唾液	tuòyè 唾液	トゥオイエ
飲み込む	tūnxià 吞下	トゥンシア
（頬を）膨らませる	ràng（liǎnjiá）gǔqǐlái 让（脸颊）鼓起来	ラン（リェンジャア）グゥチーライ。
深呼吸	shēnhūxī 深呼吸	シェンフゥシー
状態を保つ	bǎochí zhuàngtài 保持 状态	バオチー ジュアンタイ
（舌先を）つける	pèngdào（shéjiān） 碰到（舌尖）	ポンダオ（ショアジェン）
できるだけ〜	jǐn kěnéng 〜 尽 可能〜	ジン コァノン〜

最重要フレーズ

shēntǐ shūfú ma ?
⊕ **身体 舒服 吗？**

シェンティー シュウフゥマ？

（気分は悪くないですか？）

zhège zěnmeyàng ?
⊕ **这个 怎么样？**

ジョアガ ゼンマヤン？

（これはどうですか？）

jīntiān dàocǐ jiéshù .
⊕ **今天 到此 结束。**

ジンティエン ダオツー ジエシュウ。

（今日はこれで終了です。）

重要ポイント

　「このように。」「真似してください。」といったフレーズを挟みながら、動作を交えて説明や指示をしましょう。関節を捻ってはいけないことなど禁忌事項を伝える際には、自ら示して見せることも大切です。

⊕このように足を交差してはいけません。

bù néng xiàng zhèyàng bǎ jiǎo jiāochā .
不 能 像 这样 把 脚 交叉。

ブー ノン シアン ジョアヤン バー ジャオ ジャオチャア。

⊕一緒に練習しましょう。真似してください。

yìqǐ lái liànxí ba . qǐng mófǎng wǒ .
一起 来 练习 吧。请 模仿 我。

イーチー ライ リェンシー バ。チン モーファン ウオ。

⊕口を開けた状態で、舌の先を左の口角につけてください。こんなふうに。

qǐng zài zhāngkāi zuǐ de zhuàngtài xià , jiāng shéjiān pèngdào
请 在 张开 嘴 的 状态 下，将 舌尖 碰到
zuǒbiān de kǒujiǎo . jiù xiàng zhèyàng .
左边 的 口角。就 像 这样。

チン ザイ ジャンカイ ズイ ダ ジュアンタイ シア，ジャン ショアジェン ポン
ダオ ズオビェン ダ コウジャオ。ジゥ シアン ジョアヤン。

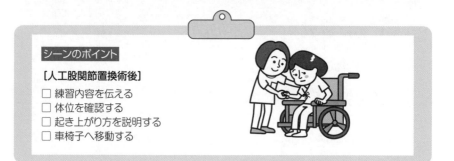

シーンのポイント

[人工股関節置換術後]
□ 練習内容を伝える
□ 体位を確認する
□ 起き上がり方を説明する
□ 車椅子へ移動する

練習内容を伝える

□ 本日はベッドから立ち上がる練
習をします。

jīntiān jìnxíng cóng chuángshàng qǐlái de
今天 进行 从 床上 起来 的
liànxí .
练习。

体位を確認する

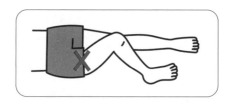

□ 足を交差してはいけません。
足を離してください。

jiǎo bù néng jiāochā . jiǎo yǔ jiǎo yào fēnkāi .
脚不 能 交叉。脚与 脚 要 分开。

 どうしてですか?

wèi shénme ne ?
为 什么 呢?

□ 股関節を脱臼する危険が
あります。

huì yǒu gǔguānjié tuōjiù de wēixiǎn .
会 有 股关节 脱臼 的 危险。

□ では、今からあなたを座らせま
す。

nàme , xiànzài ràng nín zuòqǐlái .
那么，现在 让 您 坐起来。

196

起き上がり方を説明する

☐ 両足をベッドから降ろします。

liǎng jiǎo cóng chuángshàng fàngxià .
两 脚 从 床上 放下。

☐ 起き上がって、少し前に来て
ください。

qǐchuáng hòu, shāowēi dào qiánmiàn lái
起床 后, 稍微 到 前面 来
yìdiǎn .
一点。

☐ ［つかまる位置を示しながら］
ここにつかまってください。

qǐng zhuāzhù zhèlǐ .
请 抓住 这里。

☐ 気分は悪くないですか?

shēntǐ gǎnjué bù shūfu ma ?
身体 感觉 不 舒服 吗?

大丈夫です。

bú yàojǐn .
不 要紧。

☐ 足を引いてください。

qǐng shōuhuí tuǐ .
请 收回 腿。

☐ では1、2、3の掛け声で立ち
上がります。

nàme, qǐng yòng yī、 èr、 sān de kǒuhào
那么, 请 用 1、2、 3 的 口号
zhànqǐlái .
站起来。

☐ 1、2、3。［立ち上がる］

yī、 èr、 sān .
1、 2、 3 。

☐ 息をこらえないよう注意してく
ださい。

qǐng zhùyì búyào bǐngzhù hūxī .
请 注意 不要 屏住 呼吸。

☐ ［やって見せながら］その場でこの
ように足踏みをしてください。

qǐng yuándì xiàng zhèyàng tàbù zǒu .
请 原地 像 这样 踏步 走。

これでいいですか?

zhèyàng kěyǐ ma ?
这样 可以 吗?

☐ 手術した方の足にしっかり体重
をかけましょう。

yònglì de bǎ tǐzhòng fàngdào zuò shǒushù de
用力 地 把 体重 放到 做 手术 的
jiǎo ba .
脚 吧。

☐ 足元を見ないで前を見ましょう。

búyào kàn jiǎoxià, kàn qiánfāng ba .
不要 看 脚下, 看 前方 吧。

- [ ] ゆっくり呼吸に合わせて行います。

mànmàn de gēnzhe hūxī .
慢慢 地 跟着 呼吸。

- [ ] 車椅子の方に進みます。

xiàng lúnyǐ de fāngxiàng qiánjìn .
向 轮椅的 方向 前进。

車椅子へ移動する

- [ ] 車椅子に座ってください。

qǐng zuòdào lúnyǐ shàng .
请 坐到 轮椅 上 。

- [ ] 疲れましたか?

lèi le ma ?
累 了吗?

まあまあです。

hái hǎo hái hǎo .
还 好 还 好。

- [ ] お疲れ様でした。

nín xīnkǔ le .
您 辛苦 了。

🔊 file·40 →83   Date ⟋⟋⟋⟋⟋

OT

シーンのポイント
- [ ] 触感の検査をする
- [ ] 運動覚の検査をする

触感の検査をする

- [ ] 本日は触感の検査をします。

jīntiān jìnxíng chùgǎn jiǎnchá .
今天 进行 触感 检查。

- [ ] 目を閉じてください。

qǐng bìshàng yǎnjing .
请 闭上 眼睛。

□ こちらの手を10とすると、こちらの手はどれくらいに感じますか?

rúguǒ zhèbiān de shǒu zuòwéi shí de huà,
如果 这边 的 手 作为 10 的 话,
zhèbiān de shǒu néng gǎnshòudào duōshao ne?
这边 的 手 能 感受到 多少 呢?

 5ぐらいです。

wǔ zuǒyòu.
5 左右。

□ 目を開けてください。

qǐng zhēngkāi yǎnjing.
请 睁开 眼睛。

運動覚の検査をする

□ 手が動いている方向がわかるか確認する検査をします。

xiànzài jìnxíng yòngyú quèrèn shìfǒu míngbai
现在 进行 用于 确认 是否 明白
shǒu yídòng fāngxiàng de jiǎnchá.
手 移动 方向 的 检查。

□ たとえば、このように動かしたら「上」、このように動かしたら「下」と答えてください。

lìrú, xiàng zhèyàng yídòng de huà, qǐng
例如, 像 这样 移动 的 话, 请
huídá "shàng". xiàng zhèyàng yídòng de
回答 "上"。 像 这样 移动 的
huà, qǐng huídá "xià".
话, 请 回答 "下"。

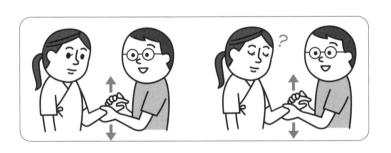

□ 練習しましょう。

wǒmen kāishǐ liànxí ba.
我们 开始 练习 吧。

□ たとえば、これはどう感じますか?

lìrú, zhège gǎnjué zěnmeyàng?
例如, 这个 感觉 怎么样?

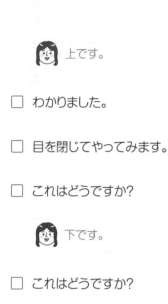

	上です。	shàng . 上 。
☐	わかりました。	hǎo de . 好 的。
☐	目を閉じてやってみます。	qǐng bìshàng yǎnjing chángshì yíxià . 请 闭上 眼睛 尝试 一下。
☐	これはどうですか?	zhège zěnmeyàng? 这个 怎么样?
	下です。	xià . 下。
☐	これはどうですか?	zhège zěnmeyàng? 这个 怎么样?
	そうですね…、上ですか?	èn 一, shì shàng ma ? 嗯 一,是 上 吗?
☐	少しこちらの方がわかりづらいようですね。	zhèbiān hǎoxiàng shāowēi bú tài róngyì 这边 好像 稍微 不 太 容易 míngbai. 明白。
☐	今日はこれで終了です。	jīntiān dàocǐ wéizhǐ . 今天 到此 为止。
☐	明日は9時30分からリハビリ室で行いたいと思います。	míngtiān cóng jiǔ diǎn sānshí fēn kāishǐ, 明天 从 9 点 30 分 开始, zài kāngfù xùnliànshì jìnxíng xùnliàn. 在 康复 训练室 进行 训练。
☐	車椅子で送迎してもらえるよう、看護師に連絡しておきます。	wǒ huì shìxiān gēn hùshi liánxì, ràng tā / 我 会 事先 跟 护士 联系,让 他 / tā yòng lúnyǐ lái jiēsòng. 她 用 轮椅 来 接送。

ST   (⇒第4章 イラスト⑪参照)

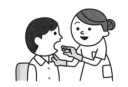

シーンのポイント

□ 口の動かし方を練習する

第3章 職種別シーンマニュアル

リハビリテーション 療法士

□ ウィルソンさん、私は王です。
ST の担当をさせていただきます。

Wáng xiānsheng, wǒ shì Sēnběn.
王 先生 , 我 是 森本。
shì ST de dāndāng.
是 ST 的 担当。

※男性敬称は「先生」、女性敬称は「女士」を使う。

□ お食事を安全に楽しく食べるための
お手伝いをします。

wǒ lái bāngmáng ràng nín ānquán yúkuài
我 来 帮忙 让 您 安全 愉快
de jìncān.
地 进餐。

口の動かし方を練習する

□ これから簡単な検査をします。

xiànzài jìnxíng jiǎndān de jiǎnchá.
现在 进行 简单 的 检查。

□ 息をたくさん吸って、できるだ
け長く「アー」と言ってください。

qǐng dàkǒu xīqì, ránhòu jǐn kěnéng cháng
请 大口 吸气，然后 尽 可能 长
de hǎn "ā —".
地 喊 "啊 —"。

□ 唾液をごくんと飲んでください。

qǐng "gūdū" de jiāng tuòyè yànxiàqù.
请 "咕嘟" 地 将 唾液 咽下去。

□ もう一回飲んでください。

qǐng zài yàn yīcí.
请 再 咽 一次。

□ （息を溜めて）頬を膨らませてく
ださい。

qǐng ràng liǎngjiá péngzhàng.
请 让 两颊 膨胀 。

□ 唇をできるだけ横に引いて
「イー」と言ってください。

qǐng jìn kěnéng de wǎng liǎngbiān lā zuǐchún,
请 尽 可能 地 往 两边 拉 嘴唇，
shuō "yī —".
说 "衣 —"。

□ 唇を閉じてください。

qǐng bìshàng zuǐchún.
请 闭上 嘴唇。

□ 唇を突き出して、その状態を
持続してください。

qǐng tūchū zuǐchún, bìng bǎochí zhège
请 突出 嘴唇，并 保持 这个
zhuàngtài.
状态。

□ 口を開けた状態で、舌をできる
だけ突き出してください。

qǐng zài zhāngkǒu de zhuàngtài xià, jìn
请 在 张口 的 状态 下，尽
kěnéng de shēnchū shétou.
可能 地 伸出 舌头。

□ 口を開けた状態で、舌の先を左
の口角につけてください。

qǐng zài zhāngkǒu de zhuàngtài xià, jiāng
请 在 张口 的 状态 下，将
shéjiān pèngdào zuǒbiān de kǒujiǎo.
舌尖 碰到 左边 的 口角。

□ 次の言語療法については看護師
からご連絡いたします。

guānyú jiēxiàlái de yǔyán liáofǎ, hùshi
关于 接下来 的 语言 疗法，护士
huì gēn nín liánxì.
会 跟 您 联系。

□ 今日はこれで終了です。

jīntiān dàocǐ wéizhǐ.
今天 到此 为止。

よくできたことをほめる言葉

fēicháng hǎo!
非常 好!(とても上手です!)

zuò de hěn hǎo!
做 得 很 好!(よくやった!)

jìxù!
继续!(続けて!)

jìxù zhèyàng zuò!
继续 这样 做!(続けてください!)

hǎo!
好!(いい!)

hěn hǎo!
很 好!(とてもいい!)

zhēn jīngyà!
真 惊讶!(驚いた!)

hěn wánměi!
很 完美!(完璧!)

tài bàng le!
太 棒 了!(すごい!)

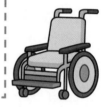

● 病院内職種一覧

医　師	yīshēng 医生
歯科医	chǐkē yīshēng 齿科 医生
主治医	zhǔzhì yīshēng 主治 医生
執刀医	zhídāo yīshēng 执刀 医生
研修医	shíxí yīshēng 实习 医生
薬剤師	yàojìshī 药剂师
看護師長	hùshìcháng 护士长
主任看護師	zhǔrèn hùshi 主任 护士
看護師	hùshi 护士
担当看護師	dāndāng hùshi 担当 护士
保健師	bǎojiànshī 保健师
助産師	zhùchǎnshī 助产师
臨床検査技師	línchuáng jiǎnchá jìshī 临床 检查 技师
診療放射線技師	zhěnliáo fàngshèxiàn jìshī 诊疗 放射线 技师
理学療法士	lǐliáoshī 理疗师
作業療法士	zuòyè liáofǎshī 作业 疗法师
言語聴覚士	yǔyán tīngjuéshī 语言 听觉师
歯科衛生士	chǐkē wèishēngshī 齿科 卫生师
臨床工学技士	línchuáng gōngxué jìshī 临床 工学 技师
栄養士	yíngyǎngshī 营养师
臨床心理士	línchuáng xīnlǐshī 临床 心理师
保育士	bǎoyùshì 保育士
看護補助者	hùshi fǔzhùzhě 护士 辅助者
社会福祉士	shèhuì fúzhīshī 社会 福祉师
病棟事務員	bìngfáng bànshìyuán 病房 办事员
受付事務員	jiēdài rényuán 接待 人员
会計事務員	shōufèi rényuán 收费 人员
ボランティア	zhìyuànzhě 志愿者

リハビリテーション療法士

　現在は医科と歯科の連携による治療が進められており、ここでは抜歯後のケアと周術期のケアをまとめています。

語彙

口腔ケア	口腔 护理 kǒuqiāng hùlǐ	コウチァン フゥリー
抜歯後	拔牙 后 báyá hòu	バーヤー ホウ
二次感染	二次 感染 èrcì gǎnrǎn	アルツー ガンラン
傷口	伤口 shāngkǒu	シャンコウ
歯磨き粉	牙膏 yágāo	ヤーガオ
研磨剤	研磨剂 yánmójì	イェンモージー
うがいする	漱口 shùkǒu	シュウコウ
出血	出血 chūxuè	チュウシュエ
痛み	疼痛 téngtòng	トントン
肺	肺 fèi	フェイ
気管チューブ	气管 软管 qìguǎn ruǎnguǎn	チーグァン ルアングァン
発熱	发热 fārè	ファールァ
肺炎	肺炎 fèiyán	フェイイェン
脆い / 欠けている歯	脆弱 / 有 缺口 的 牙齿 cuìruò / yǒu quēkǒu de yáchǐ	ツイルオ / ヨウ チュエコウ ダ ヤーチー
敗血症	败血症 bàixuèzhèng	バイシュエジォン
口の中を清潔に保つ	保持 口腔 清洁 bǎochí kǒuqiāng qīngjié	バオチー コウチァン チンジエ

最重要フレーズ

⊕ rúguǒ chūxiàn chūxuè、 qiángliè de téngtòng děng yìcháng qíngkuàng shí, qǐng
如果 出现 出血、强烈 的 疼痛 等 异常 情况 时，请
lìjí gēn wǒ liánxì.
立即 跟 我 联系。

ルゥグオ チュウシェン チュウシュエ、チァンリエ ダ トントン ドン イーチァン チンクァン シー，チン リージー ゲン ウオ リェンシー。

（もし出血や強い痛みなど異常がありましたら、すぐにご連絡ください。）

⊕ wèi tígāo zhìliáo xiàoguǒ, dàyuē yì zhōu nèi qǐng búyào shǐyòng yágāo.
为 提高 治疗 效果，大约 一 周 内 请 不要 使用 牙膏。

ウェイ ティーガオ ジーリァオ シァオグオ、ダーユエ イー ジョウ ネイ チン ブーヤオ シーヨン ヤーガオ。

（治りを良くするために、1週間くらいは歯磨粉の使用はお控えください。）

⊕ qǐng zhùyì bǎochí kǒuqiāng nèi de qīngjié.
请 注意 保持 口腔 内 的 清洁。

チン ジュウイー バオチー コウチァン ネイ ダ チンジエ。

（口腔内の清潔を心掛けましょう。）

重要ポイント

　傷口に歯ブラシが触れないように歯を磨くこと、うがいを強くしてはならないこと、禁忌事項は定型化しています。
　口腔内を清潔に保つことの大切さを、原因と結果を明瞭に伝えることが大切です。

⊕ それが原因で、発熱や肺炎を引き起こすことも考えられます。

yóuyú zhè yì yuányīn, kěnéng huì yǐnqǐ fārè 、 fèiyán
由于 这 一 原因，可能 会 引起 发热、肺炎
děng zhèngzhuàng.
等 症状 。

ヨウユィ ジョア イー ユェンイン，コアノン ホイ インチー ファールァ、フェイイェン ドン ジョンジュァン。

⊕ 反対に、お口の中が清潔に保たれていれば、こうした感染症のリスクを減らすことができます。

xiāngfǎn, rúguǒ bǎochí kǒuqiāng qīngjié, nàme huàn
相反，如果 保持 口腔 清洁，那么 患
zhè zhǒng gǎnrǎnzhèng de fēngxiǎn yě huì jiǎnshǎo.
这 种 感染症 的 风险 也 会 减少。

シァンファン，ルゥグオ バオチー コウチァン チンジエ，ナーマ ホァン ジョア ジョン ガンランジオン ダ フォンシェン イエ ホイ ジェンシャオ。

⊕ お口の中を清潔に保つことが大切です。

bǎochí kǒuqiāng qīngjié fēicháng zhòngyào.
保持 口腔 清洁 非常 重要 。

バオチー コウチァン チンジエ フェイチァン ジョンヤオ。

抜歯後の口腔ケア

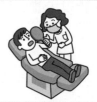

シーンのポイント

☐ 口腔ケアの目的
☐ 歯の磨き方
☐ うがいの注意

口腔ケアの目的

☐ 抜歯後の口腔ケアについてお話ししします。

guānyú báyá hòu de kǒuqiāng hùlǐ ， wǒ
关于 拔牙 后 的 口腔 护理，我
lái jìnxíng shuōmíng .
来 进行 说明 。

 はい、お願いします。

hǎo de ， bàituō nín le .
好 的，拜托 您 了。

☐ 傷口の二次感染を防ぐために、お口の中を清潔に保つことが大切です。

wèi fángzhǐ shāngkǒu de èrcì gǎnrǎn,
为 防止 伤口 的 二次 感染,
bǎochí kǒuqiāng qīngjié fēicháng zhòngyào .
保持 口腔 清洁 非常 重要。

歯の磨き方

☐ 本日から、傷口には触れないように気をつけて、歯磨きをしましょう。

cóng jīntiān kāishǐ ， shuāyá shí qǐng zhùyì
从 今天 开始，刷牙 时 请 注意
búyào pèngdào shāngkǒu .
不要 碰到 伤口 。

歯を磨く時に、歯磨き粉は使ってもいいですか?

shuāyá shí， kěyǐ yòng yágāo ma ?
刷牙 时，可以 用 牙膏 吗 ?

うがいの注意

☐ 歯磨き粉には研磨剤が含まれています。抜歯をした部分に研磨剤が残ってしまうと、治りが遅くなります。

yágāo zhōng hányǒu yánmójì． yánmójì
牙膏 中 含有 研磨剂。研磨剂
rúguǒ liúzài báyá de dìfang， zhìyù
如果 留在 拔牙 的 地方，治愈
sùdù huì biàn màn．
速度 会 变 慢。

☐ 治りを良くするために、1週間くらいは歯磨き粉の使用はお控えください。

wèi tígāo zhìliáo xiàoguǒ， dàyuē yì zhōu
为 提高 治疗 效果，大约 一 周
nèi qǐng búyào shǐyòng yágāo．
内 请 不要 使用 牙膏。

 わかりました。頻繁にうがいをした方がいいですか?

wǒ míngbai le． shì bú shì pínfán de shùkǒu
我 明白 了。是 不 是 频繁 地 漱口
bǐjiào hǎo？
比较 好？

☐ 血が止まりにくくなりますので、抜歯をした当日は、あまり強くうがいしないようにしてください。

xuè huì nányǐ zhǐzhù， yīncǐ báyá hòu
血 会 难以 止住，因此 拔牙 后
de dāngtiān， qǐng búyào yònglì de shùkǒu．
的 当天，请 不要 用力 地 漱口。

☐ 翌日以降は、処方されたうがい薬でやさしくうがいをしてください。口の中や傷口に食べかすが残らないようにしましょう。

dì èr tiān yǐhòu， qǐng yòng kāi de
第 二 天 以后，请 用 开 的
shùkǒuyào qīngqīng de shùkǒu． búyào ràng
漱口药 轻轻 地 漱口。不要 让
shíwù cánliúzài kǒuzhōng huò shāngkǒu chù．
食物 残留在 口中 或 伤口 处。

 はい、わかりました。

hǎo de， wǒ míngbai le．
好 的，我 明白 了。

☐ もし、出血や強い痛みなどの異常がありましたら、すぐにご連絡ください。

rúguǒ chūxiàn chūxuè， qiángliè de téngtòng
如果 出现 出血、强烈 的 疼痛
děng yìcháng qíngkuàng shí， qǐng lìjí gēn
等 异常 情况 时，请 立即 跟
wǒ liánxì．
我 联系。

周術期オーラルマネジメント

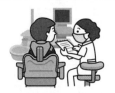

□ 本日は、手術前にお口の中を清潔に保っていただくために、歯のクリーニングを受け、セルフケアの練習をしていただきます。

今天， 为 保持 手术 前 口腔 的 清洁， 您 需 洗牙， 并 练习 自我 护理。

 はい。

好 的。

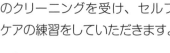 誤嚥性肺炎の予防について

□ お口の中が不潔ですと、手術中、汚い唾液が気管チューブから肺に達することがあります。

如果 口腔 不 清洁， 手术 中， 脏 的 唾液 有 可能 从 气管 软管 进入 肺部。

 何が起こりますか？

会 发生 什么 情况 呢？

□ それが原因で、発熱や肺炎を引き起こすことも考えられます。

这 可能 会 引起 发热、 肺炎 等 症状 。

□ 反対に、お口の中が清潔に保たれていれば、こうした感染症のリスクを減らすことができます。

xiāngfǎn, rúguǒ bǎochí kǒuqiāng qīngjié,
相反，如果 保持 口腔 清洁，
nàme huàn zhè zhǒng gǎnrǎnzhèng de
那么 患 这 种 感染症 的
fēngxiǎn yě huì jiǎnshǎo.
风险 也 会 减少。

 それを聞いて、安心しました。

tīngle zhège, wǒ jiù fàngxīn le.
听了 这个，我 就 放心 了。

全身麻酔時の偶発症予防について

□ ぐらぐらしている歯があると、気管チューブ挿入時に、誤って歯が抜けてしまうことがあります。

rúguǒ yǒu sōngdòng de yáchǐ, qìguǎn
如果 有 松动 的 牙齿，气管
ruǎnguǎn chārù shí, yǒu kěnéng yáchǐ huì
软管 插入 时，有 可能 牙齿 会
diàoxiàlái.
掉下来。

□ 虫歯で脆くなって欠けている歯は、突然に折れたり、尖った部分がお口の中を傷つけることがあります。

cuìruò, yǒu quēkǒu de zhùyá, yǒu kěnéng
脆弱、有 缺口 的 蛀牙，有 可能
huì tūrán zhéduàn huò jiānruì de bùfen yǒu
会 突然 折断 或 尖锐 的 部分 有
kěnéng huì nòng shāng kǒuqiāng.
可能 会 弄 伤 口腔。

 それは大変ですね。

nà hěn yánzhòng a.
那 很 严重 啊。

血流感染／敗血症予防について

□ 細菌が、お口の中の傷口から血液中に侵入してしまうと、敗血症を引き起こすことがあります。

rúguǒ xìjūn cóng kǒuqiāng zhōng de shāngkǒu
如果 细菌 从 口腔 中 的 伤口
qīnrùdào xuèyè, yǒu kěnéng huì yǐnqǐ
侵入到 血液，有 可能 会 引起
bàixuèzhèng.
败血症。

□ こうしたことを予防するために、
口腔内の清潔を心掛けましょう。

wèi yùfáng zhèyàng de shìqíng fāshēng, qǐng
为 预防 这样 的 事情 发生， 请
zhùyì bǎochí kǒuqiāng nèi de qīngjié.
注意 保持 口腔 内 的 清洁。

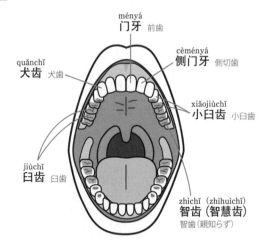 はい、頑張ってみます。

hǎo de, wǒ huì nǔlì de.
好 的， 我 会 努力 的。

● 歯の名称

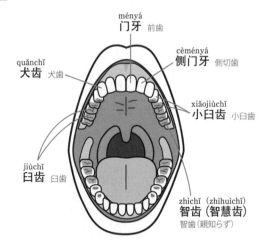

ményá
门牙 前歯

cèményá
侧门牙 側切歯

quǎnchǐ
犬齿 犬歯

xiǎojiùchǐ
小臼齿 小臼歯

jiùchǐ
臼齿 臼歯

zhìchǐ（zhìhuìchǐ）
智齿（智慧齿）
智歯（親知らず）

第4章

話せなくても理解しあえる

指さしイラスト

ここではワンフレーズを伝えてイラストを選ぶことで、言葉を話さなくても主なコミュニケーションを取れるようにしています。それでもイラストで解決しない場合もあるため、患者さんの訴えに耳を傾ける姿勢が大切です。

gōutōng xiàngmù yìlǎn
①沟通 项目 一览 ————————————— [全職種]
[Communication list]

【用途】患者さんにこれから何をするのかを伝え、患者さんが何をしてほしいかを確認します。

jiēxiàlái shì zhèlǐ.
接下来 是 这里。（次はこちらです。）
jīntiān jìnxíng zhèxiē xiàngmù.
今天 进行 这些 项目。（今日はこれらの項目を行います。）

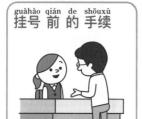

guàhào qián de shǒuxù
挂号 前 的 手续

● 受診前手続

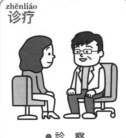

zhěnliáo
诊疗

● 診　察

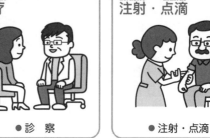

zhùshè · diǎndī
注射・点滴

● 注射・点滴

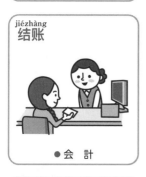

jiézhàng
结账

● 会　計

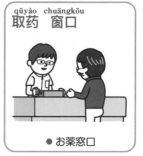

qǔyào chuāngkǒu
取药 窗口

● お薬窓口

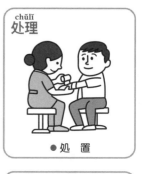

chǔlǐ
处理

● 処　置

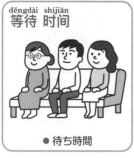

děngdài shíjiān
等待 时间

● 待ち時間

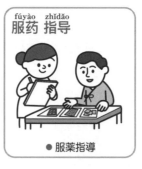

fúyào zhǐdǎo
服药 指导

● 服薬指導

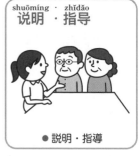

shuōmíng · zhǐdǎo
说明 ・指导

● 説明・指導

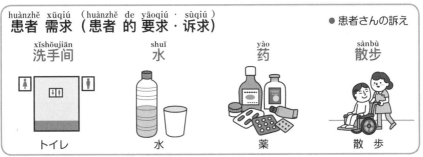

huànzhě xūqiú（huànzhě de yāoqiú・sùqiú）
患者 需求（患者 的 要求・诉求）

● 患者さんの訴え

xǐshǒujiān
洗手间

shuǐ
水

yào
药

sànbù
散步

トイレ

水

薬

散 歩

chōuxuè
抽血

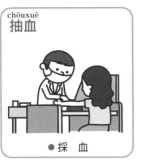

● 採 血

Xguāng pāishè
X 光 拍摄

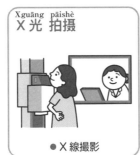

● X線撮影

kāngfù xùnliàn
康复 训练

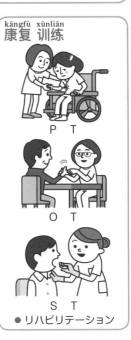

P T

O T

S T

● リハビリテーション

xīndiàntú
心电图

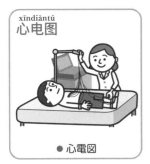

● 心電図

CT pāishè
CT 拍摄

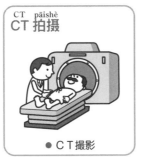

● CT撮影

chāoshēngbō
超声波

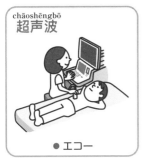

● エコー

hécí gòngzhèn chéngxiàng
核磁 共振 成像

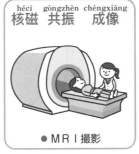

● MRI撮影

jíjiù shí guīdìng shíjiān yǐwài
急救 时 规定 时间 以外
de chuāngkǒu
的 窗口

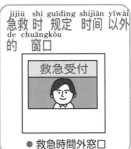

救急受付

● 救急時間外窓口

213

指さしイラスト

rèntǐ bùwèi míngchēng yìlǎn
②人体 部位 名称 一覧 ————————— ［全職種］
[Body parts list]

【用途】患者さんの訴える部位を確認します。

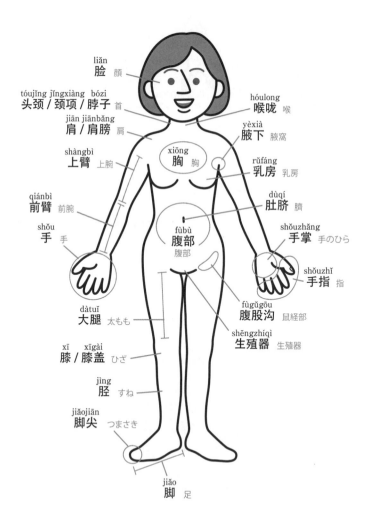

- liǎn 脸 顔
- tóujǐng / jǐngxiàng / bózi 头颈 / 颈项 / 脖子 首
- jiān / jiānbǎng 肩 / 肩膀 肩
- shàngbì 上臂 上腕
- qiánbì 前臂 前腕
- shǒu 手 手
- xiōng 胸 胸
- hóulong 喉咙 喉
- yèxià 腋下 腋窩
- rǔfáng 乳房 乳房
- dùqí 肚脐 臍
- fùbù 腹部 腹部
- shǒuzhǎng 手掌 手のひら
- shǒuzhǐ 手指 指
- dàtuǐ 大腿 太もも
- fùgǔgōu 腹股沟 鼠経部
- shēngzhíqì 生殖器 生殖器
- xī / xīgài 膝 / 膝盖 ひざ
- jìng 胫 すね
- jiǎojiān 脚尖 つまさき
- jiǎo 脚 足

214

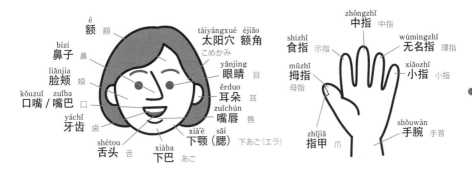

é
额 額

bízi
鼻子 鼻

liǎnjia
脸颊 頬

kǒuzuǐ zuǐba
口嘴／嘴巴 口

yáchǐ
牙齿 歯

shétou
舌头 舌

tàiyángxué éjiǎo
太阳穴 额角
こめかみ

yǎnjing
眼睛 目

ěrduo
耳朵 耳

zuǐchún
嘴唇 唇

xià'è sāi
下颚（腮）
下あご（エラ）

xiàba
下巴 あご

zhōngzhǐ
中指 中指

shízhǐ
食指 示指

wúmíngzhǐ
无名指 環指

mǔzhǐ
拇指 母指

xiǎozhǐ
小指 小指

zhǐjiǎ
指甲 爪

shǒuwàn
手腕 手首

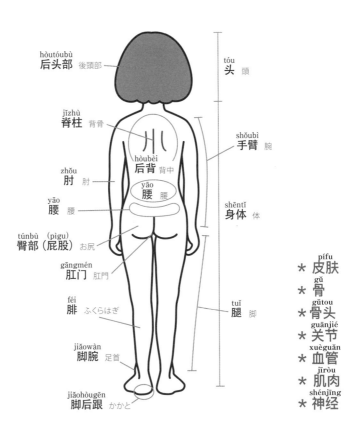

hòutóubù
后头部 後頭部

tóu
头 頭

jǐzhù
脊柱 背骨

shǒubì
手臂 腕

zhǒu
肘 肘

hòubèi
后背 背中

yāo
腰 腰

yāo
腰 腰

shēntǐ
身体 体

túnbù （pìgu）
臀部（屁股） お尻

gāngmén
肛门 肛門

féi
腓 ふくらはぎ

tuǐ
腿 脚

jiǎowàn
脚腕 足首

jiǎohòugēn
脚后跟 かかと

＊ pífu
皮肤

＊ gǔ
骨

＊ gǔtou
骨头

＊ guānjié
关节

＊ xuèguǎn
血管

＊ jīròu
肌肉

＊ shénjīng
神经

215

③ 症状 一覧 ——————————— ［全職種］
zhèngzhuàng yìlǎn

[Symptoms list]

［用途］ 患者さんに見せて、症状の有無、どのような症状かを確認します。

fālěng · fādǒu 发冷·发抖 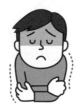 ● 寒気・震え	fùtòng 腹痛 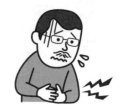 ● 腹痛
ěxin · ǒutù 恶心·呕吐 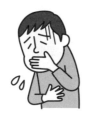 ● 吐き気・嘔吐	niàopín 尿频 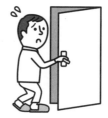 ● 頻尿
tóuyūn yǎnhuā（huízhuǎnxìng） 头晕 眼花（回转性） 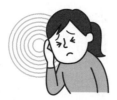 ● めまい（回転性）	tóuyūn yǎnhuā yáohuang 头晕 眼花 摇晃 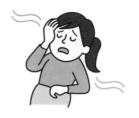 ● めまい（ふらつき）

qǐng gàosu wǒ nín de zhèngzhuàng.

请 告诉 我 您 的 症状 。

（あなたの症状を教えてください。）

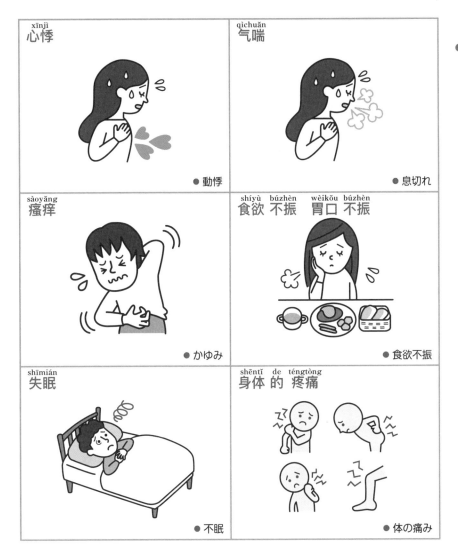

xīnjì
心悸

● 動悸

qìchuǎn
气喘

● 息切れ

sàoyǎng
瘙痒

● かゆみ

shíyù bùzhèn wèikǒu bùzhèn
食欲 不振 胃口 不振

● 食欲不振

shīmián
失眠

● 不眠

shēntǐ de téngtòng
身体 的 疼痛

● 体の痛み

④疼痛 一覧
téngtòng yìlǎn
[Pain type list] ——————————————————— [全職種]

【用途】 患者さんに見せて、自分が感じている痛みの種類・度合いを選んでもらいます。

悸动性 疼痛 *jìdòngxìng téngtòng* 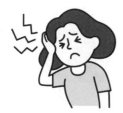 ● 脈打つような痛み	**像 被 勒紧 一样 疼痛** *xiàng bèi lēijǐn yíyàng téngtòng* 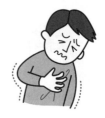 ● 締め付けるような痛み
灼热 的 疼痛 *zhuórè de téngtòng* 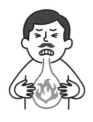 ● 焼け付くような痛み	**绞痛** *jiǎotòng* 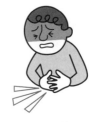 ● 差し込むような痛み
像 电击 一样 疼痛 *xiàng diànjī yíyàng téngtòng* 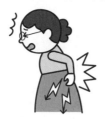 ● 電気が走るような痛み	**闷痛** *mèntòng* 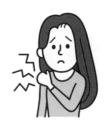 ● 鈍い痛み

qǐng gàosu wǒ nín de téngtòng lèixíng.
请 告诉 我 您 的 疼痛 类型。
（あなたの痛みの種類を選んでください。）

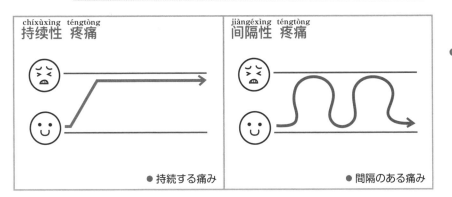

chíxùxìng téngtòng 持续性 疼痛	jiàngéxìng téngtòng 间隔性 疼痛
●持続する痛み	●間隔のある痛み

●ペインスケール（measure of pain）téngtòng chǐdù
疼痛 尺度

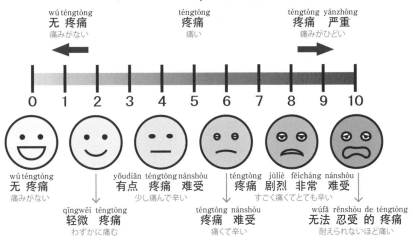

wú téngtòng
无 疼痛
痛みがない

téngtòng
疼痛
痛い

téngtòng yánzhòng
疼痛 严重
痛みがひどい

0 1 2 3 4 5 6 7 8 9 10

wú téngtòng
无 疼痛
痛みがない

yǒudiǎn téngtòng nánshòu
有点 疼痛 难受
少し痛んで辛い

téngtòng jùliè fēicháng nánshòu
疼痛 剧烈 非常 难受
すごく痛くてとても辛い

qīngwēi téngtòng
轻微 疼痛
わずかに痛む

téngtòng nánshòu
疼痛 难受
痛くて辛い

wúfǎ rěnshòu de téngtòng
无法 忍受 的 疼痛
耐えられないほど痛い

ポイント
痛みの種類を確認する際は必ずその部位を事前に確認し、どの部位にどのような痛みを感じているかを把握しましょう。

guòmǐn shíwù zhǒnglèi yìlǎn
⑤过敏 食物 种类 一览 ——————— [全職種]
[Allergies list]

【用途】 患者さんに見せて、アレルギーの有無や種類を確認します（宗教上の禁忌食品も把握できます）。

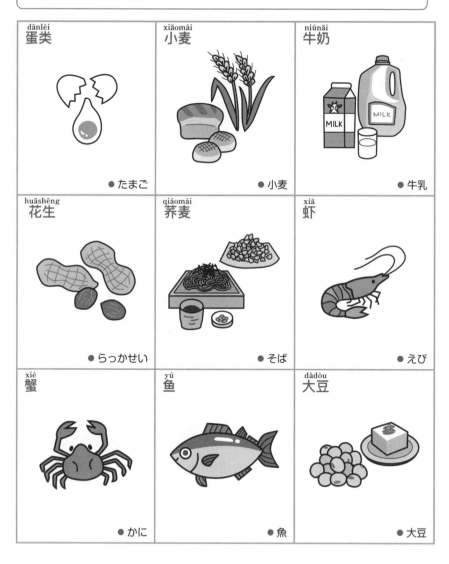

dànlèi 蛋类	xiǎomài 小麦	niúnǎi 牛奶
● たまご	● 小麦	● 牛乳
huāshēng 花生	qiáomài 荞麦	xiā 虾
● らっかせい	● そば	● えび
xiè 蟹	yú 鱼	dàdòu 大豆
● かに	● 魚	● 大豆

nín duì shénme dōngxi guòmǐn ma?
您 对 什么 东西 过敏 吗?
(何かアレルギーはありますか。)

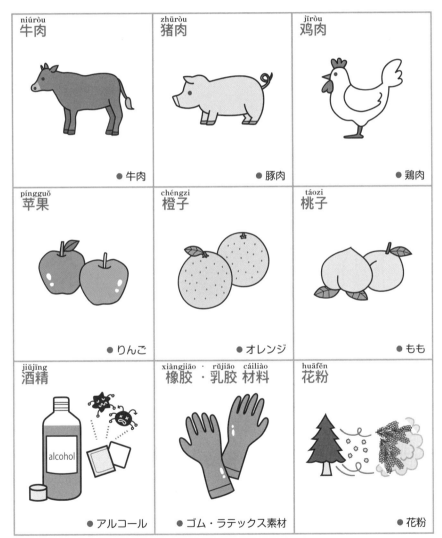

niúròu 牛肉	zhūròu 猪肉	jīròu 鸡肉
● 牛肉	● 豚肉	● 鶏肉

píngguǒ 苹果	chéngzi 橙子	táozi 桃子
● りんご	● オレンジ	● もも

jiǔjīng 酒精	xiàngjiāo · rǔjiāo cáiliào 橡胶 · 乳胶 材料	huāfěn 花粉
alcohol ● アルコール	● ゴム・ラテックス素材	● 花粉

⑥住院 生活 規則 一覧
zhùyuàn shēnghuó guīzé yìlǎn

[Hospital rule list]

[看護師]

【用途】 患者さんに見せて、入院生活中のルールや依頼事項を説明する際に使用します。

---

yīyuàn yòngdì nèi jìnzhǐ xīyān
医院 用地 内 禁止 吸烟

● 敷地内禁煙

---

yánjìn yānhuǒ
严禁 烟火

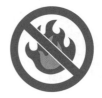

● 火気厳禁

---

wàichū xiànzhì
外出 限制

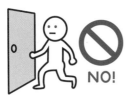

● 外出制限

---

bù fāchū zàoyīn
不 发出 噪音

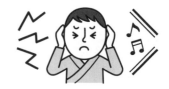

● 騒音を出さない

---

tīngcóng yīshēng · hùshi de zhǐshì
听从 医生 · 护士 的 指示

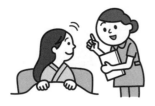

● 医師・看護師の指示に従う

àn hūjiào hùshi yòng de hūjiàolíng
按 呼叫 护士 用 的 呼叫铃
hūjiào hùshi
呼叫 护士

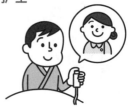

● ナースコールで看護師を呼ぶ

---

yǐxià shì zhùyìdiǎn。 zhùyuàn qījiān qǐng zūnshǒu yǐxià guīzé。
以下 是 注意点。住院 期间 请 遵守 以下 规则。
（これらは注意点です。入院中はこれらのルールに従ってください。）

shǒuzhǐ de xiāodú
手指 的 消毒

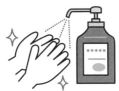

● 手指の消毒

yàojì de guǎnlǐ
药剂 的 管理

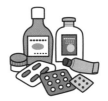

● 薬剤の管理

dìngshí de jìncān shíjiān
定时 的 进餐 时间

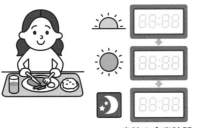

● 定時の食事時間

yǐnshí de guǎnlǐ
饮食 的 管理

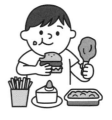

● 飲食の管理

tànbìng shíjiān de xiànzhì
探病 时间 的 限制

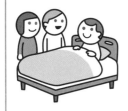

● 面会時間の制限

dìngshí de xīdēng shíjiān
定时 的 熄灯 时间

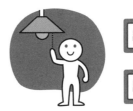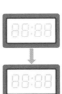

● 定時の消灯時間

223

⑦ jìnzhǐ dàirù wùpǐn yìlǎn — shǒushù qián
禁止 带入 物品 一览—手术 前 ——— [看護師]

[Prohibited items for operations]

【用途】患者さんに見せて、眼鏡など、手術前に外していただくものを確認します。

jiǎyá · huì tuōluò de 假牙·会脱落的 zhòngzhíyá 种植牙	xiàngliàn 项链	shǒuzhǐjiǎ · jiǎozhǐjiǎ de 手指甲·脚趾甲 的 měijiǎ 美甲
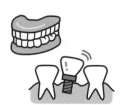	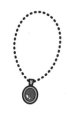	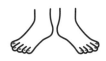
● 入れ歯・外れるインプラント	● ネックレス	● マニキュア・ペディキュア
yǎnjìng · yǐnxíng yǎnjìng 眼镜·隐形 眼镜	fàjiā 发夹	guìzhòng wùpǐn · qiánbāo 贵重 物品·钱包
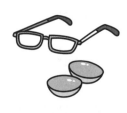	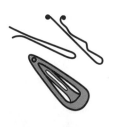	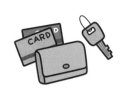
● 眼鏡・コンタクトレンズ	● ヘアピン	● 貴重品・財布

zhèxiē wùpǐn qǐng zhāixià.
这些 物品 请 摘下。
（これらのアイテムは取り外してください。）

shǒubiǎo **手表**	shǒudài ／ hùshēnfú **手带／护身符**	jièzhi **戒指**
● 腕時計	● ミサンガ・お守り	● 指輪
huàzhuāng **化妆**	ěrdìng **耳钉**	jiǎfà **假发**
● 化粧	● ピアス	● かつら

⑧手术 时 体位 一览
shǒushù　shí　tǐwèi　　yìlǎn

[Surgical positions list]　　　　　　　　　　　　　　　　[看護師]

【用途】患者さんに見せて、どのような体位を取るのか事前にイメージしてもらいます。

硬膜 外・脊椎 麻醉 的 体位
yìngmó wài ・ jǐzhuī mázuì de tǐwèi

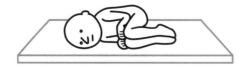

● 硬膜外・脊椎麻醉の体位

仰卧 体位
yǎngwò tǐwèi

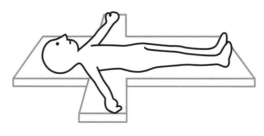

● 仰臥位

截石位 体位
jiéshíwèi tǐwèi

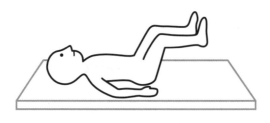

● 戴石位

xiàng zhèyàng tǎngxià .
像 这样 躺下。
（このように横になってください。）

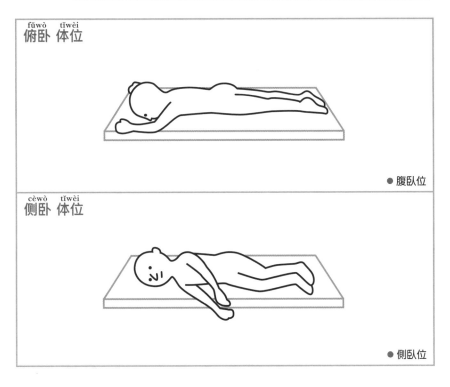

fǔwò tǐwèi
俯卧 体位

● 腹臥位

cèwò tǐwèi
侧卧 体位

● 側臥位

jìnzhǐ dàirù wùpǐn · quèrèn xiàngmù yìlǎn — hécí gòngzhèn chéngxiàng

⑨禁止 带入 物品·确认 项目 一览 — 核磁 共振 成像 — ［診療放射線技師］

[Prohibited items list for MRI scan]

［用途］患者さんに見せて、MRI 撮影時に外していただくもの等を確認します。

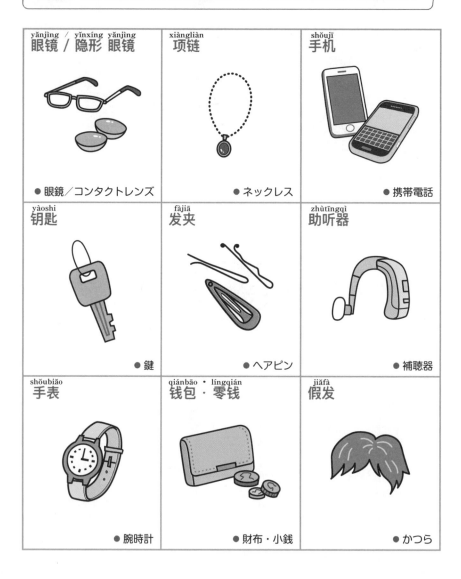

yǎnjìng ／ yǐnxíng yǎnjìng
眼镜 ／ 隐形 眼镜
● 眼鏡／コンタクトレンズ

xiàngliàn
项链
● ネックレス

shǒujī
手机
● 携帯電話

yàoshi
钥匙
● 鍵

fàjiā
发夹
● ヘアピン

zhùtīngqì
助听器
● 補聴器

shǒubiǎo
手表
● 腕時計

qiánbāo · língqián
钱包 · 零钱
● 財布・小銭

jiǎfà
假发
● かつら

zhèxiē wùpǐn qǐng zhāixià.
这些 物品 请 摘下。
（これらのアイテムは取り外してください。）

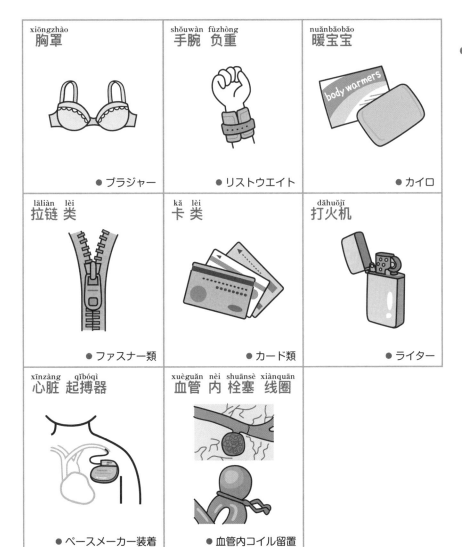

xiōngzhào
胸罩
● ブラジャー

shǒuwàn fùzhòng
手腕 负重
● リストウエイト

nuǎnbǎobāo
暖宝宝
● カイロ

lāliàn lèi
拉链 类
● ファスナー類

kǎ lèi
卡 类
● カード類

dǎhuǒjī
打火机
● ライター

xīnzàng qǐbóqì
心脏 起搏器
● ペースメーカー装着

xuèguǎn nèi shuānsè xiànquān
血管 内 栓塞 线圈
● 血管内コイル留置

第4章 指さしイラスト

⑩药剂 的 剂型 与 使用 方法 一览 ——— [薬剤師]
yàojì de jìxíng yǔ shǐyòng fāngfǎ yìlǎn

[Types of medication list and usage]

【用途】患者さんに見せて薬剤の使用方法を説明します（特にイメージがつきにくい使用法はイラストにしています）。

---

pànjì yàopiàn
*片剂 药片　錠剤

jiāonáng
* 胶囊　カプセル

yàoshuǐ / tángjiāng
*药水 / 糖浆　水薬 / シロップ

yàofěn yàomiàn fěnjì
*药粉 药面 粉剂　粉薬

shéxiàpiàn
*舌下片　舌下錠
zhìyú shéxià rónghuà
置于 舌下 溶化
fúyòng de yàopiàn
服用 的 药片
舌の下に置いて
溶かして使う案

shùkǒuyào
* 漱口药　うがい薬
qǐng búyào
请 不要
hēxiàqù.
喝下去。
飲まないで
ください。

shuānjì
*栓剂　坐薬
sāirù gāngmén shǐyòng de yàowù
塞入 肛门 使用 的 药物
肛門に入れて使う薬

jǐnliàng zài páibiàn zhīhòu shǐyòng.
①尽量 在 排便 之后 使用 。
なるべく排便後に使用してください。

cóng jiān de yìbiān jìn kěnéng shēn de sāirù
②从 尖 的 一边 尽 可能 深 地 塞入
gāngmén nèi.
肛门 内。
尖っている方から
肛門内にできる
だけ深く入れて
ください。

---

dīyǎnyào
* 滴眼药
点眼薬

dībíyào
*滴鼻药
点鼻薬

dǐěryào
*滴耳药
点耳薬

qìwùjì
*气雾剂
吸入薬

ruǎngāo
* 软膏　軟膏

rǔshuāng
* 乳霜　クリーム

rǔyè
*乳液　ローション

gāoyào
*膏药　湿布薬

kāngfù xùnliàn zhōng shǐyòng de zìzhǔ xùnliàn

⑪康复 训练 中 使用 的自主 训练 — [リハビリテーション療法士]

[Self-training list]

【用途】自主練習用に患者さんにお渡しして使用できます。

● PT（臥位でできるトレーニング）

① shuāngtuǐ jiāotì wānqū.
双腿 交替 弯曲。
両方の足を交互に曲げる。

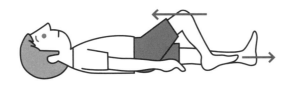

② yícè xīgài wānqū, jiāng lìng yícè tuǐ táiqǐ.
一侧 膝盖 弯曲，将 另 一侧腿 抬起。
片ひざを立て、もう一方の足を持ち上げる。

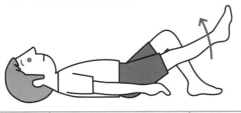

③ shuāngtuǐ xiàng zuǒyòu
双腿 向 左右
liǎng biān kāibì.
两 边 开闭。
足を左右に開閉する。

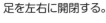

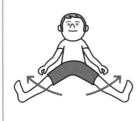

④ jiǎojiān shàngxià yídòng.
脚尖 上下 移动。
つま先を上下させる。

⑤ shuāngcè xīgài wānqū, táiqǐ
双侧 膝盖 弯曲，抬起
túnbù.
臀部。
両ひざを立ててお尻を上げる。

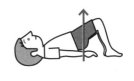

● ST（嚥下体操）

---

① shēnhūxī 深呼吸　深呼吸

cóng bízi shēn xī yìkǒuqì, shāowēi bǐngzhù
从 鼻子 深 吸 一口气， 稍微 屏住
hūxī, ránhòu wēi zhāng zuǐchún hūqì.
呼吸，然后 微 张 嘴唇 呼气。

鼻から大きく吸って、少し止め、口をすぼめて吐く

---

② liǎng jiá de yùndòng 两 颊 的 运动　頬の運動

　　　ràng liǎngbiān liǎnjiá xiānhòu
1) 让 两边 脸颊 先后
　péngzhàng.（yòu→zuǒ）
　膨胀 。（右→左）

頬を片方ずつ膨らませる
〔右→左〕

liǎngbiān péngzhàng zhīhòu yòng shuāngshǒu
2) 两边 膨胀 之后 用 双手
fàngzài liǎnjiá, yònglì jǐpò.
放在 脸颊，用力 挤破。

両方膨らませて両手を当て、勢いよくつぶす

---

③ liǎnbù de yùndòng 脸部 的 运动　顔の運動

juēzuǐ fāchū "wū—" de shēngyīn.
1) 撅嘴 发出 " 呜—" 的 声音 。

口を尖らせて「ウー」と言う

zuǐba xiàng liǎngbiān zhāngkāi, fāchū "yī—"
2) 嘴巴 向 两边 张开 ，发出" 衣—"
de shēngyīn.
的 声音 。

口を横に広げて「イー」と言う

yǎngtiān, zuǐba xiàng liǎngbiān zhāngkāi,
3) 仰天，嘴巴 向 两边 张开 ，
fāchū "yī—" de shēngyīn.
发出" 衣—" 的 声音 。

上を向いて口を横に広げ「イー」と言う

---

④ shétou de yùndòng 舌头 的 运动　舌の運動

shétou xiàng qián shēn.
1) 舌头 向 前 伸 。

舌を前に出す

zuǒyòu zhuǎndòng.
2) 左右 转动 。

左右に動かす

yánzhe zuǐchún mànmàn de tiǎn.
3) 沿着 嘴唇 慢慢 地 舔 。

唇に沿ってゆっくりとなめる

232

⑤ fāyīn liànxí 发音 练习　構音

mànmàn de huódòng kǒu yǔ shé，qīngxī dàshēng dì
慢慢 地 活动 口 与 舌，清晰 大声 地
shuō " pa "、" ta "、" ka "、" la "。
说 " pa "、" ta "、" ka "、" la "。

ゆっくりと口や舌を動かして、はっきり大きな声で「パ」「タ」「カ」「ラ」と言う

⑥ tuòyèxiàn de ànmó 唾液腺 的 按摩　だ液腺のマッサージ

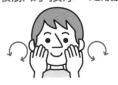

shuāngshǒu fàngzài liǎngcè liǎnjiá shàng，xiàng huà yuán
双手 放在 两侧 脸颊 上，像 画 圆
yíyàng mànmàn de ànmó。
一样 慢慢 地 按摩。

両手を頬にあてて、円を書くようにゆっくりとマッサージする

⑦ tóujǐng de yùndòng 头颈 的 运动　首の運動

1) xiàng zuǒ． 向 左。
[zuǒ → zhèngmiàn → yòu]
[左→ 正面 →右]
左右を向く[左→正面→右]

2) zuǒyòu qīngxié． 左右 倾斜。
[zuǒ → zhèngmiàn → yòu]
[左→ 正面 →右]
左右に傾ける
[左→正面→右]

3) xiàng shàngxià． 向 上下。
[shàng → zhèngmiàn → xià]
[上 → 正面 →下]
上下を向く[上→正面→下]

4) zhuǎndòng． 转动。[xiàng yòuzhuǎn
→ xiàng zuǒzhuǎn]
[向 右转
→ 向 左转]
回す[右回り→左回り]

⑧ jiān de yùndòng 肩 的 运动　肩の運動

mànmàn de tíqǐ jiān，shuā de fàngxià．
慢慢 地提起肩，唰 地放下。

肩をゆっくり上げ、ストンと下ろす

MEMO

MEMO

●あとがき

　この度は、「国際化」に困った事務職員の方が発案し、院内でプロジェクト参加者を募り、多職種参加ならではの多彩な現場で培われた経験に基づき、語学的にもシンプルな形で出版した『東大病院発 医療スタッフのための英会話』が大変好評であることを受け、現場のニーズにさらに応えるため、本書を出版する運びとなりました。

　本書は、病院の一般的な業務も含めて、臨場感のある目線を大切にしているのが特長であります。語学にあまり縁のなかった方にとっても、ある程度語学力のある方にとっても、必要としているすべての方にとり、本書が一助になれることを期待しております。

　一方で、「国際化」への対応は、なかなかこれで充分ということもありません。本書がきっかけとなり、みなさんの職場がさらに安全安心に「国際化」していくことを切に願っております。

東京大学医学部附属病院

国際検診センター長

飯塚　陽子

● **株式会社インターグループ**（中国語翻訳）

著者紹介

**東京大学医学部附属病院
中国語マニュアル出版プロジェクトチーム**

▶平成 26 年 4 月、東京大学医学部附属病院企画経営部主催の「経営改善提案プロジェクト」に、現場における患者さんへの説明内容を英語に翻訳しマニュアル化するプロジェクトを応募・採択されたことをきっかけに、国際診療部の協力とともに多職種有志による取り組みを開始しました。同年度末までに各参加職種の重要臨床場面を中心として抽出された合計で 3000 を超える翻訳文が完成し、院内多言語環境の整備に貢献したことが評価され、同年の最優秀賞を受賞。

▶これを踏まえ、平成 27 年 4 月、完成した英語マニュアルの内容を再編集・再構成し、出版するプロジェクトを開始。英語・外国人対応に悩みを抱える全国の医療機関・各職種に向けて、現場での会話を活かしたマニュアル・学習教材を提供することを目指し、『MP3 CD-ROM 付き 東大病院発 医療スタッフのための英会話』（ベレ出版）を出版。各方面で高い評価をいただきました。

▶国内の医療現場においては英語のみならず他の言語でのマニュアルも望まれるところですが、中でも「中国語版が欲しい」という声は強く、ご期待に応えるべく英語版の内容を訳出し、再編集・再構成のうえで本書を出版する運びとなりました。

監 訳 飯塚陽子（東京大学医学部附属病院 国際検診センター長）

アドバイザー 東京大学医学部附属病院 英語マニュアル出版プロジェクトチーム

中国語翻訳 株式会社インターグループ

収録音声 ○ナレーション：李 軼倫／王 英輝／遠藤 孝一

● ── カバーデザイン　糟谷 一穂
● ── イラスト　いげた めぐみ
● ── 校正　林屋 啓子
● ── DTP　WAVE 清水 康広

［音声DL付］東大病院発 医療スタッフのための中国語会話

2023 年 1 月 25 日　　　初版発行

著者	**東京大学医学部附属病院 中国語マニュアル出版プロジェクトチーム**
発行者	内田 真介
発行・発売	ベレ出版 〒162-0832　東京都新宿区岩戸町12 レベッカビル TEL.03-5225-4790 FAX.03-5225-4795 ホームページ　https://www.beret.co.jp/
印刷	モリモト印刷株式会社
製本	根本製本株式会社

ISBN 978-4-86064-620-2 C2047　　　　　　　　　編集担当　大石裕子